実力STEP UP
問題形式による

尿沈渣の鑑別

八木靖二
友田美穂子
上東野誉司美
奥村恵美
著

医歯薬出版株式会社

発刊にあたって

　わが国における尿沈渣検査の標準法は，1995年の『JCCLS　GP 1-P 2』の刊行，その改訂版である2000年の『JCCLS　GP 1-P 3』の刊行によって確立され，尿沈渣鏡検業務に携わる者には高い専門知識と鑑別能力の向上が求められている．

　『JCCLS　GP 1-P 3』の刊行から8年が経過したが，この間，尿沈渣検査に関する講習会や研修会が各都道府県の技師会などで活発に開催されるようになり，教本や図譜などの出版物も相次いで発刊された．また，2006年には認定一般検査技師制度が発足し，ますます尿沈渣検査の正確度・精密度が高まるものと期待される．

　このような状況のもと，尿沈渣検査は大きく前進したが，その一方で依然として実際の尿沈渣鏡検業務で，細胞の鑑別に苦慮している検査技師も少なくない．

　この原因としては，第一に尿沈渣検査における明確な鑑別基準がないことがあげられる．講演者または執筆者による尿沈渣成分の解説は，大部分が感覚的で，何が判定の決め手となったのかを具体的に示されていないことが多い．また，もう一つの原因としては，講習会や研修会，教本や図譜などで取り扱う大部分の写真が，典型的なものに限られていたためと考えられる．日常の尿沈渣鏡検業務では典型的なものだけでなく，当然のごとくわかりにくい細胞成分も検出される．しかし，講習会や研修会では時間的な制約があり，また教本や図譜では写真の枚数に制限があるため，提示される大分部の写真は典型例にとどまることが多い．

　そこで，本書は鑑別基準を設定し，これをもとに問題を解きながら，尿沈渣成分（主に細胞成分）の鑑別法を修得してもらうことを主眼に作成した．

　「基礎編」では項目ごとに鑑別基準を設定し，基本的な見方を解説した．一方，「問題編」では段階的に学べるように4項目に分け，問題と解答が見やすいように見開きで構成した．問題に用いた写真には，実践的に実力が身につくように典型的とはいえない特徴の少ない細胞も多く含めた．

　「Ⅰ基礎力を確かめる　数は何コ？」では赤血球や白血球を取り上げた．赤血球では出血の由来，白血球では種類の鑑別も含まれ，さらに病態を推定するなど活用を広げてほしい．「Ⅱ比較で見る　答えはどっち？」では類似した2つの細胞を並べて見ることで，なにが鑑別点になるかを見極める訓練になると考える．「Ⅲ総合力を試す　ポイントはどこ？」では形態または性状が類似した8種類の細胞の中から，同一由来の細胞や悪性細胞などを選ばせる問題である．総合的な鑑別能力が必要とされる．「Ⅳ尿沈渣所見から考える　病態は何？」では，尿沈渣異常からいかにして病態を導きだすか学んでいただきたい．尿沈渣の読みの力が試される．

　本書は鑑別基準から導く自己採点型の実践的な問題集である．日常の尿沈渣鏡検業務で判定困難な細胞に遭遇した場合は，いかにして鑑別点を見つけ出すかが重要なカギとなる．鑑別能力の向上に少しでもお役に立てば幸いである．

　本書の出版にあたって，種々ご教示頂いた臨床各科の先生，画像診断部の方々，病理部および細胞診断部の方々に心から御礼を申し上げる．

　また，私達をいつも温かく見守り続けてくださった当院細胞診断部の故都竹正文技師長に感謝と哀悼の意を表する．

　文末ながら，多大なご支援をいただいた医歯薬出版株式会社編集部　桃井輝夫氏に深謝する．

2008年3月
著者一同

本書をじょうずに活用するために

- ●基礎編と問題編で段階的に学ぼう.
- ●基礎編では細胞ごとの見方を十分に理解し身につけよう.
- ●問題編では基礎編で身につけた実力を生かし,細胞の鑑別や病態の推定をしてみよう.

「1-基礎編」では…

▶ 正確な細胞の鑑別を行うために,まず色調や表面構造など6つの基本をマスターしよう.

▶ 形や感覚,思い込みではなく1つ1つの性状を確認してみることが大切だよ.

▶ 実際の尿沈渣鏡検でもこの基本にそって鑑別してみよう.その細胞や成分の特徴を探し出すことも必要だよ.

▶ 細胞の表面構造の特徴をイメージとして捉えてもらうため,その断面図のイラストを文中外に提示した.このように細胞がどのような性状を示しているかを覚えておくとさらに理解が深まるよ.

▶ 各項目には「基準1」と「基準2」がありその細胞の基準は次のとおりだよ.

　　基準1 は"通常または特徴的にその所見を示す細胞"

　　基準2 は"例外的にまたは稀にその所見を示す細胞,および出現頻度の少ない細胞"

▶ 基準1,2を学ぶにあたって,これだけは知っておいたほうがよいと思われる知識・情報を本文欄外に記載した."ナゼ?ナニ?"の気持ちを常にもってみよう.

▶ WHOの新分類にあわせて,移行上皮細胞は尿路上皮細胞,移行上皮癌細胞は尿路上皮癌細胞と名称を変更しているよ.

「2-問題編」では…

▶ I~Ⅳの4段階の問題で鑑別能力のステップアップをはかろう.

▶ 「I 基礎力を確かめる 数は何コ?」では赤血球や白血球のカウントだけでなく,出血部位の推定や種類も考えてみよう.

- ・"KEYPOINT"(キーポイント)は赤血球や白血球を鑑別するうえでの重要事項だよ.しっかり確認してね.
- ・どのような病態のときに出現するかなど,さらに本書を活用してみよう.

▶ 「Ⅱ 比較で見る 答えはどっち?」では類似した2つの細胞や成分を比較して,どこが鑑別のポイントかを明確にしておこう.

- ・難しい場合は"HINT"(ヒント)を参考にしてね.鑑別のポイントだからきちんとおさえておこう.

▶ 「Ⅲ 総合力を試す ポイントはどこ?」では形状などがよく似た8つの細胞を鑑別してみよう.

- ・問題以外の細胞も答えてみてね.決め手となった鑑別点はどこかな?
- ・とくに重要な所見は"ポイントはここ"を参考に.詳しい解説は「基礎編」にもどって読み直してみよう.

▶ 「Ⅳ 尿沈渣所見から考える 病態は何?」では視点を変えて,細胞成分などから病態を推定してみよう.

- ・実際の業務と同じように,まず尿定性所見と尿沈渣所見だけで考えてみよう.ほかにどんな検査が必要なのか,それはどんな値を示すのかなどを推測してみると,ステップアップになるよ.
- ・稀な症例,難しい症例でも,"考えるポイント"にそって解答を導きだしてね.このような細胞や症例も知識の中にしっかり入れておこう.

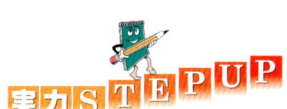

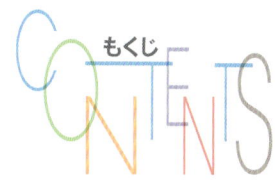

序　文	iii
本書をじょうずに活用するために	v

A. 基礎編　各種尿沈渣成分の鑑別基準 …… 2

Ⅰ. 色調の見方 …… 2
1. 灰色調 …… 2
2. 灰白色調 …… 3
3. 黄色調 …… 3
4. 黒褐色調 …… 4
5. 濃黄色調 …… 4
6. 茶褐色調 …… 5

Ⅱ. 染色性と染色態度の見方 …… 6
1. 染色性良好・赤紫色調 …… 6
2. 染色性良好・青紫色調または濃赤紫色調 …… 6
3. 染色性良好・赤茶色調 …… 7
4. 染色性不良・不染〜淡桃色調 …… 7

Ⅲ. 表面構造の見方 …… 8
1. 均質状 …… 8
2. 漆喰状 …… 9
3. 綿菓子状 …… 9
4. 不規則型顆粒状 …… 10
5. 微細顆粒状 …… 10
6. 顆粒成分不規則分布状 …… 11
7. 円形・類円形型顆粒状 …… 12
8. レース網目状 …… 12
9. 細胞質が薄くしわ状・ひだ状 …… 13
10. 細胞質が厚くひだ状・くぼみ状 …… 13

Ⅳ. 辺縁構造の見方 …… 14
1. 曲線状　①明瞭…14　②やや不明瞭〜不明瞭…15
2. 角　状　①明瞭…16　②不明瞭…16
3. 鋸歯状　①明瞭…17　②不明瞭…17

Ⅴ. 細胞集塊の見方 …… 18
1. 細胞境界　①明瞭…18　②不明瞭…18
2. 透明感　　①弱い〜なし…19　②強い…19
3. 結合性　　①あり…20　②なし…20
4. 辺縁構造　①明瞭…21　②不明瞭…21

5. 細胞配列　①多列上皮様配列…22　②渦巻状配列（真珠形成）…22
　　　　　　③乳頭状配列…23　④シート状（蜂巣状）配列…24
　　　　　　⑤シート状（敷石状）配列…24　⑥柵状配列…25
　　　　　　⑦花冠（放射）状配列…25　⑧管腔形成…26
　　　　　　⑨紡錘状配列…27　⑩束状配列…27

VI. 特殊な細胞　…28
1. 線毛を有する上皮細胞　…28
2. リポフスチン顆粒含有細胞　…28
3. 異物含有細胞　…29
4. 白血球浸潤細胞　…29
5. 結晶・塩類付着細胞　…30
6. 細胞質内封入体細胞　…30
7. コイロサイト　…31
8. 核内封入体細胞　…31
9. 相互封入像　…32
10. 層状（輪状）構造　…32

B. 問題編　実践！実力 STEP UP
Ⅰ. 基礎力を確かめる　数は何コ？（Q1〜Q4）　…34〜37
Ⅱ. 比較でみる　答えはどっち？　…38
　1. 無染色（Q1〜Q30）　…38〜67
　2. S染色（Q1〜Q30）　…68〜97
Ⅲ. 総合力を試す　ポイントはどこ？　…98
　1. 無染色（Q1〜Q5）　…98〜107
　2. S染色（Q1〜Q5）　…108〜117
Ⅳ. 尿沈渣所見から考える　病態は何？（症例1〜17）　…118〜151

参考文献　…152
あとがき　…153

- 尿中色素とは——2
- 生細胞・新鮮細胞・死細胞・崩壊細胞——3
- ヘモジデリン顆粒と尿細管障害との関連性は？——5
- 大食細胞の上皮様変化って何？——9
- 角化とは——11
- 膨化状って何？——15
- 悪性細胞と正常細胞（または良性細胞）との関連性は？——23
- 尿細管上皮細胞を型別に分ける意義は？——26

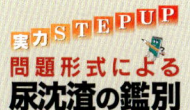

1—基礎編
各種尿沈渣成分の鑑別基準

I. 色調の見方 ——— 2

II. 染色性と染色態度の見方 ——— 6

III. 表面構造の見方 ——— 8

IV. 辺縁構造の見方 ——— 14

V. 細胞集塊の見方 ——— 18

VI. 特殊な細胞 ——— 28

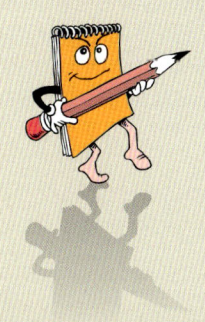

1―基礎編　各種尿沈渣成分の鑑別基準

Ⅰ 色調の見方

1 灰色調
a 扁平上皮細胞（中〜深層型）　**b** 尿細管上皮細胞　**c** 尿路上皮細胞　**d** 尿路上皮癌細胞

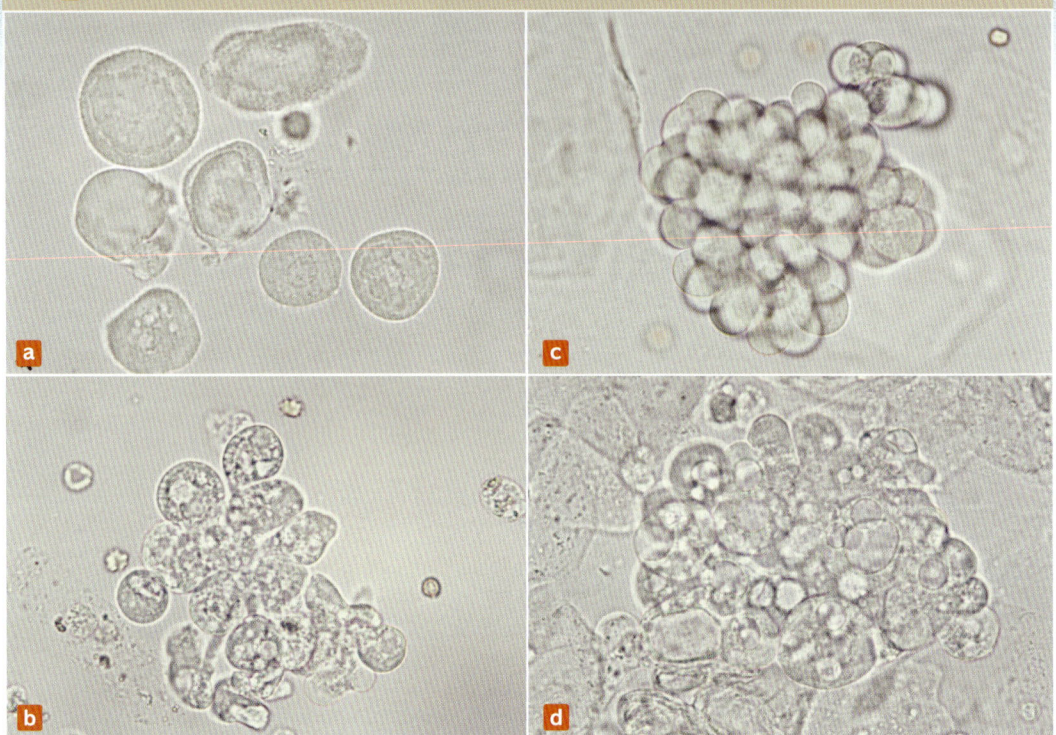

1 灰 色 調

基準-1 扁平上皮細胞（中〜深層型），扁平上皮癌細胞，尿細管上皮細胞（萎縮状を示す円形・類円形型）

基準-2 尿路上皮細胞，尿路上皮癌細胞

▶通常，灰色調を呈する細胞は，表面構造が均質状で透明感が弱く，厚くみえる細胞である．また，表面構造が漆喰状や顆粒状を示す細胞でも，厚くみえる新鮮細胞ではウロクロムなどの尿中色素の沈着が少なく灰色調を呈する．

▶カテーテル留置などによって慢性的な刺激を受けた尿路上皮細胞は，本来の表面構造である漆喰状とは異なり，均質状を示し灰色調を呈することがある．

▶尿路上皮癌細胞も表面構造が漆喰状だけでなく均質状を示した場合は，灰色調を呈することがある．

尿中色素とは？

正常の尿の色調が淡黄色〜黄褐色調を呈するのは，ウロクロムなどの尿中色素によるものである．

ウロクロムはウロクロムAとウロクロムBに分けられる．ウロクロムAは体内組織の蛋白が崩壊したもの，ウロクロムBはヘモグロビンやミオグロビンの分解物質である．

また，このほかにウロビリン，ウロビリノーゲン，インドール誘導体なども尿中色素の一つと考えられる．

2 灰白色調
ⓐ円柱上皮細胞　ⓑ大食細胞

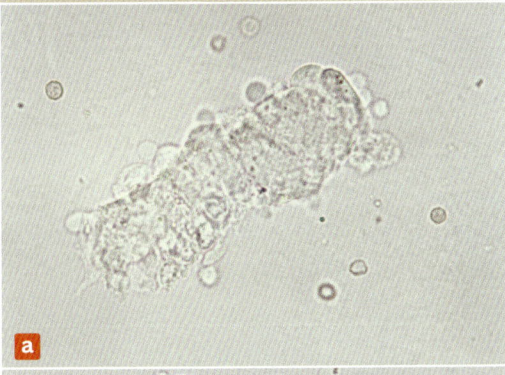
ⓐ

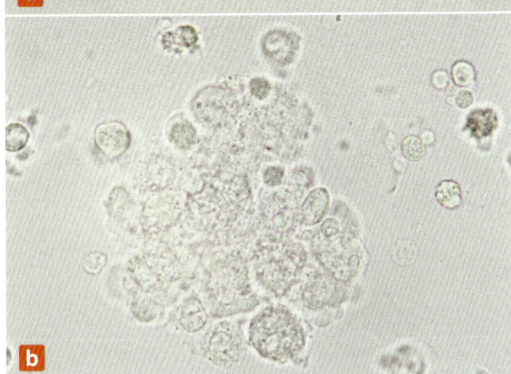
ⓑ

3 黄色調
ⓐ尿路上皮細胞　ⓑ腺癌細胞（大腸癌）

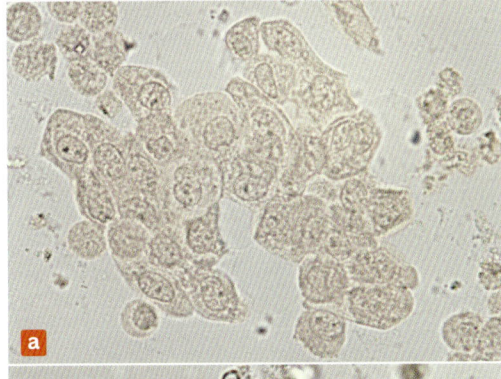
ⓐ

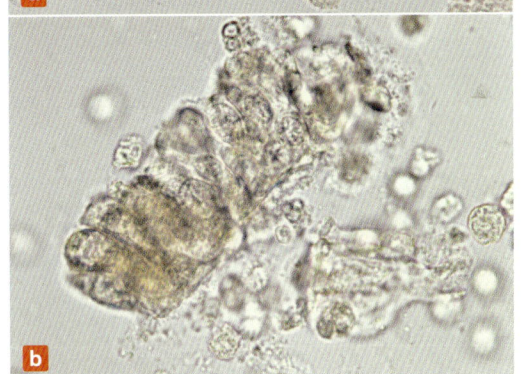
ⓑ

2 灰白色調

基準-1 円柱上皮（腺上皮）細胞，大食細胞，扁平上皮細胞（表層型），尿細管上皮細胞（膨化状を示す円形・類円形型），白血球（好酸球以外の生細胞および新鮮細胞），腺癌細胞，悪性リンパ腫細胞，小細胞癌細胞

基準-2 尿路上皮細胞，扁平上皮細胞（錯角化型）

▶通常，灰白色調を呈する細胞は，表面構造が均質状で透明感が強く，薄くみえる細胞である．表面構造が漆喰状や顆粒状を示す細胞でも，薄くみえる新鮮細胞ではウロクロムなどの尿中色素の沈着が少なく灰白色調を呈する．

3 黄色調

基準-1 尿路上皮細胞，尿路上皮癌細胞，尿細管上皮細胞（鋸歯型，棘突起型，洋梨・紡錘型，線維型など）

基準-2 白血球（好酸球以外の死細胞および崩壊細胞），扁平上皮癌細胞（崩壊状），腺癌細胞（崩壊状）

▶通常，黄色調を呈する細胞は，表面構造が漆喰状や顆粒状で，ウロクロムなどの尿中色素が沈着しやすい細胞である．

▶本来，灰色調や灰白色調を呈する細胞であっても，細胞が崩壊して表面構造が凸凹したり顆粒状になると，ウロクロムなどの尿中色素が沈着しやすくなり，黄色調を呈するようになる．

- 生 細 胞 ➡ 偽足を出したり原形質流動がみられる生きている細胞．
- 新鮮細胞 ➡ 生細胞を含む細胞崩壊がみられない新鮮な細胞．
- 死 細 胞 ➡ 細胞崩壊がみられる死んでいる細胞．
- 崩壊細胞 ➡ 死細胞を含む細胞崩壊が著明な細胞．

4 黒褐色調
a 腺癌細胞（腎細胞癌） **b** 好酸球

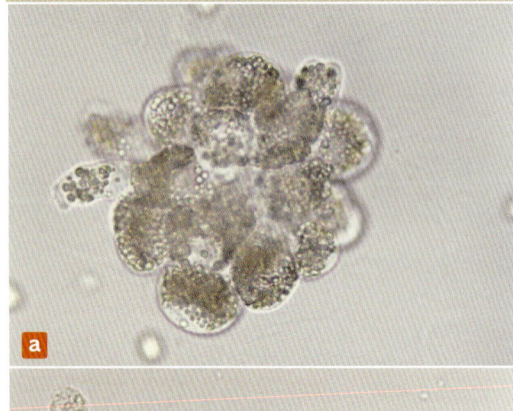
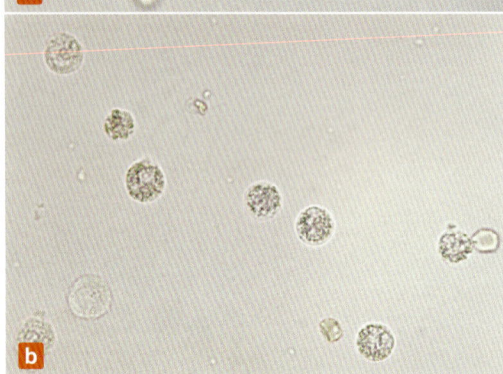

5 濃黄色調
a 尿細管上皮細胞（洋梨・紡錘型） **b** 腺癌細胞（胃癌）

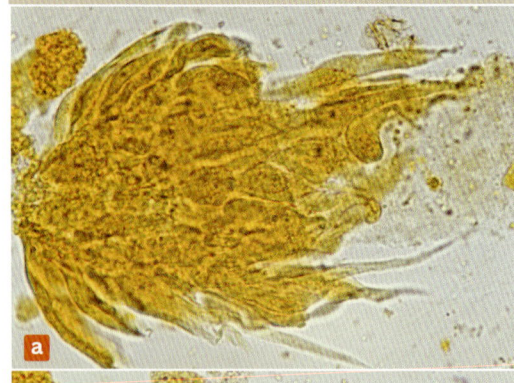
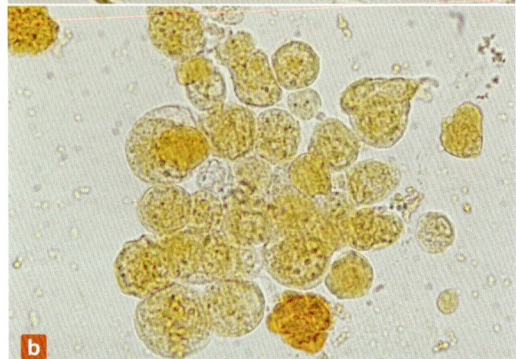

4 黒褐色調

基準-1 卵円形脂肪体，円柱上皮細胞，腺癌細胞，単球・大食細胞，好酸球

▶ 通常，黒褐色調を呈する細胞は，微細な脂肪顆粒を大量に含有または貪食している細胞，および好酸性顆粒を有する好酸球である．ただし，粗大な脂肪顆粒では光沢のある黄色調を呈する．

5 濃黄色調

基準-1 尿細管上皮細胞（鋸歯型，アメーバ偽足型，洋梨・紡錘型，線維型など），尿路上皮細胞，尿路上皮癌細胞

基準-2 崩壊状を示す種々の細胞

▶ 通常，濃黄色調を呈する細胞はビリルビン尿でみられ，ビリルビン色素が沈着した細胞である．ビリルビン色素は表面構造が漆喰状や顆粒状を示す細胞に沈着しやすい．

▶ 扁平上皮細胞や腺癌細胞などの均質状を示す細胞が，崩壊により表面構造に凸凹を生じると，ビリルビン色素の沈着が容易になり濃黄色調を呈する．

I. 色調の見方

6 茶褐色調
a 尿細管上皮細胞（鋸歯型） b 大食細胞 c 悪性黒色腫細胞 d 尿細管上皮細胞（円形・類円形型）

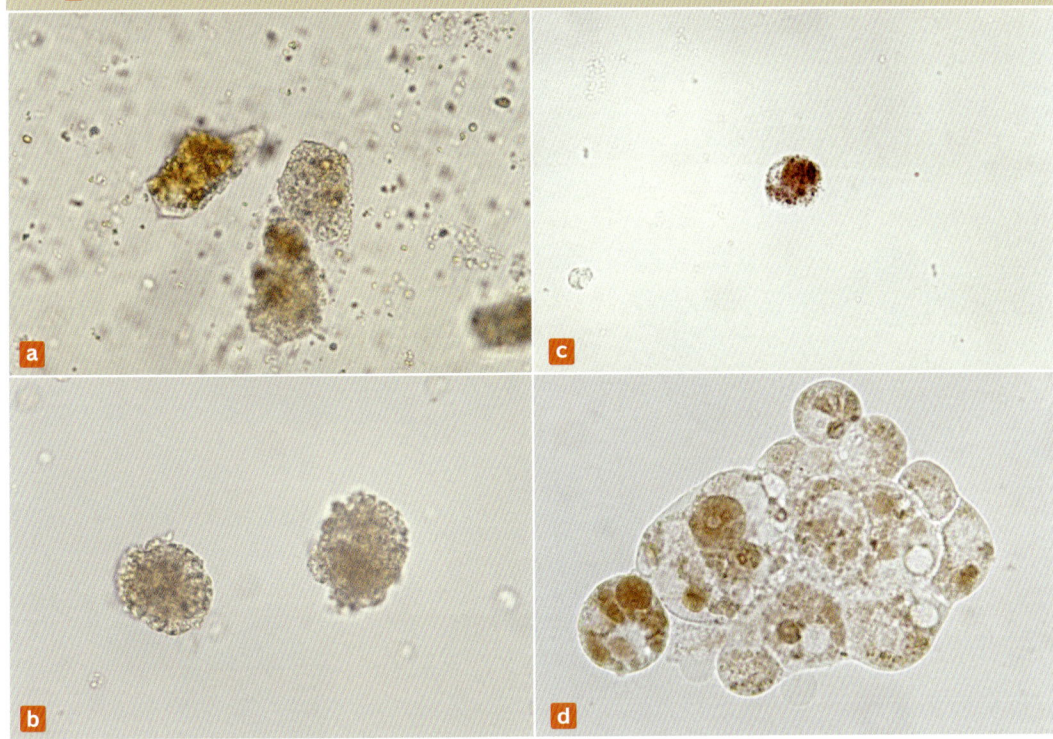

6 茶褐色調

基準-1 尿細管上皮細胞（鋸歯型），大食細胞
基準-2 悪性黒色腫細胞，尿細管上皮細胞（円形・類円形型）

▶通常，茶褐色調を呈する細胞は，ヘモジデリン顆粒を含有する細胞で，尿中では主に尿細管上皮由来である．

▶前立腺に出血があった場合には，大食細胞がヘモジデリン顆粒を貪食して認められることがある．

▶他にメラニン色素を産生する悪性黒色腫細胞（メラノーマ）や，治療薬剤などが蓄積した尿細管上皮細胞も茶褐色調を呈することがある．

a ヘモジデリン顆粒を含有した鋸歯型の尿細管上皮細胞．
b ヘモジデリン顆粒を貪食した大食細胞．
c メラニン色素を産生する悪性黒色腫細胞．
d 治療薬剤などが蓄積したと考えられる円形・類円形型の尿細管上皮細胞．

ヘモジデリン顆粒と尿細管障害との関連性は？

通常，遊離ヘモグロビンはハプトグロビンと結合し，糸球体から濾過されることはなく，尿中に出現しない．しかし，赤血球の破壊が亢進して，その閾値を超えると遊離ヘモグロビンは糸球体を通過し，尿細管上皮細胞内に取り込まれる．その後，遊離ヘモグロビンは分解されて，遊離・残存したヘム蛋白と細胞内にあるフェリチンとが重合し，ヘモジデリンが生成される．遊離ヘモグロビンおよびヘム蛋白は細胞毒性が強く，尿中ヘモジデリン顆粒の存在は尿細管に障害があることを示唆している．

1—基礎編　各種尿沈渣成分の鑑別基準

II 染色性と染色態度の見方

1 染色性良好・赤紫色調
ⓐ 尿路上皮細胞　ⓑ 扁平上皮癌細胞

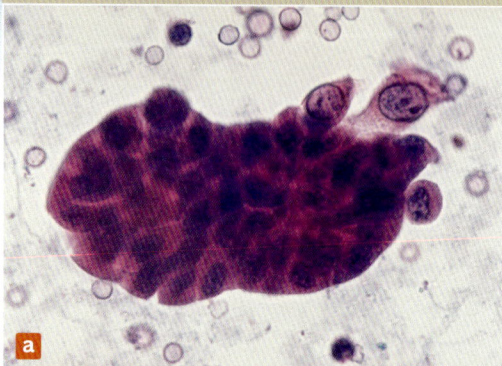
ⓐ

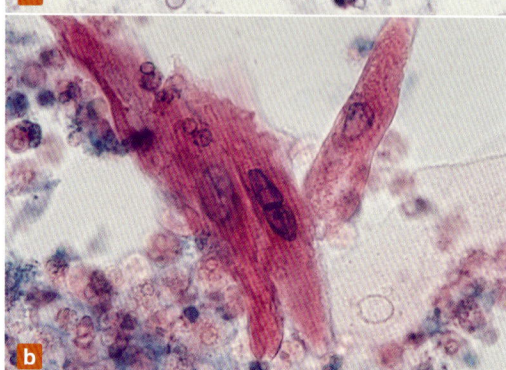
ⓑ

2 染色性良好・青紫色調または濃赤紫色調
ⓐ 大食細胞　ⓑ 円柱上皮細胞

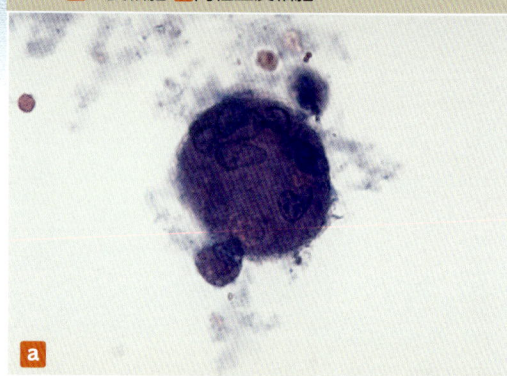
ⓐ

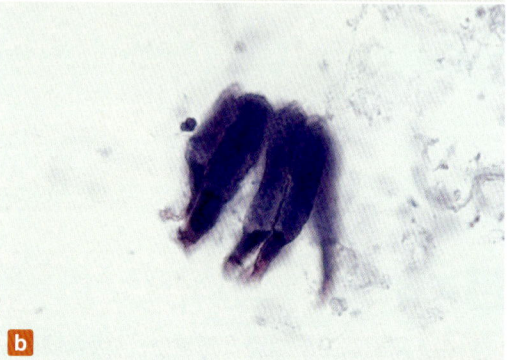
ⓑ

1 染色性良好・赤紫色調

基準-1 扁平上皮細胞（表層型），尿路上皮細胞，尿細管上皮細胞（鋸歯型，棘突起型，洋梨・紡錘型，線維型など），円柱上皮細胞，尿路上皮癌細胞や扁平上皮癌細胞などの悪性細胞

基準-2 大食細胞（上皮様変化），扁平上皮細胞（崩壊状を示す中～深層型）

▶ 多くの上皮細胞は，S染色法で細胞質が赤紫色調に染め出される．染色性が良好な細胞は無染色で黄色調を呈し，表面構造が漆喰状や顆粒状を示している細胞である．

▶ 大食細胞は上皮様変化をすると赤紫色調に染まることがある．

▶ 中～深層型の扁平上皮細胞は，崩壊して表面構造が凸凹したり顆粒状になると赤紫色調に染まるようになる．

2 染色性良好・青紫色調または濃赤紫色調

基準-1 単球・大食細胞，円柱上皮細胞（粘液産生型），腺癌細胞（粘液産生型）

基準-2 扁平上皮細胞（崩壊状），扁平上皮癌細胞（崩壊状），尿細管上皮細胞（円形・類円形型，オタマジャクシ・ヘビ型）

▶ 通常，単球・大食細胞，粘液を産生する細胞がS染色法により青紫色調を呈する．

▶ 細胞の崩壊が著しい場合は，青紫色調や濃赤紫色調を呈することがある．

3 染色性良好・赤茶色調
a 尿細管上皮細胞（洋梨・紡錘型） **b** 腺癌細胞（胃癌）

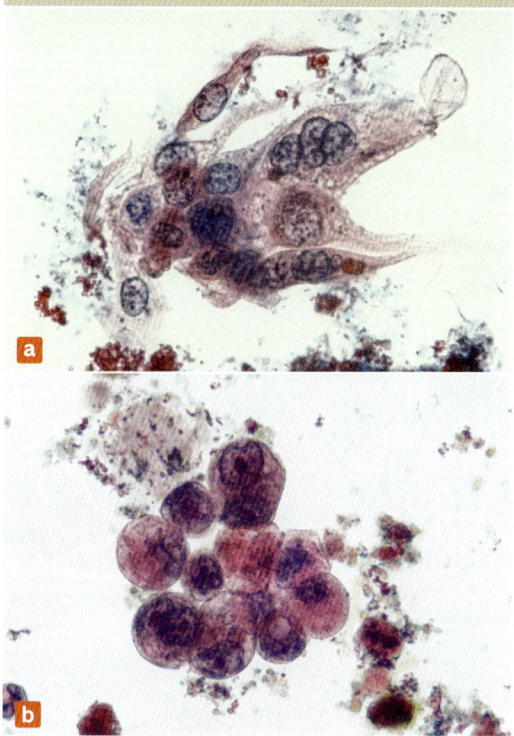

4 染色性不良・不染〜淡桃色調
a 扁平上皮細胞 **b** 尿細管上皮細胞（円形・類円形型）

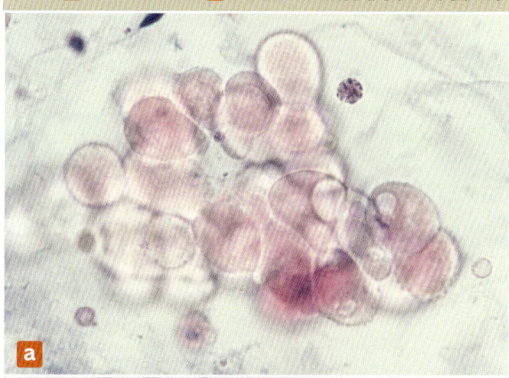

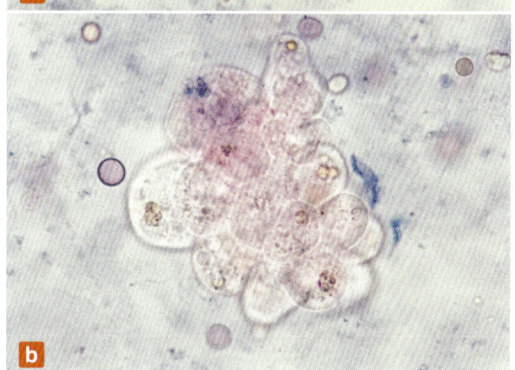

3 染色性良好・赤茶色調

基準-1 尿細管上皮細胞（鋸歯型，アメーバ偽足型，洋梨・紡錘型，線維型など），尿路上皮細胞，尿路上皮癌細胞

基準-2 崩壊状を示す種々の細胞

▶ 通常，S染色法で赤茶色調を呈する細胞は，ビリルビン色素により，無染色法で濃黄色調を呈している細胞である（p.4，⑤濃黄色調 参照）．

4 染色性不良・不染〜淡桃色調

基準-1 扁平上皮細胞（中〜深層型），尿細管上皮細胞（萎縮状を示す円形・類円形型），尿路上皮細胞（均質状），卵円形脂肪体，腺癌細胞（脂肪顆粒またはグリコーゲン大量含有細胞），好酸球

基準-2 大食細胞（生細胞および新鮮細胞），白血球（生細胞および新鮮細胞），尿路上皮細胞（新鮮細胞）

▶ 通常，S染色法で染色性不良の細胞は，表面構造が均質状を示す細胞である．

▶ 脂肪顆粒や好酸性顆粒はS染色法で不染であり，これらの顆粒を多量に含有する卵円形脂肪体や腺癌細胞，好酸球などは染色性不良のことが多い．

▶ 大食細胞や白血球などの生細胞および新鮮細胞，機械的な擦過による新鮮な尿路上皮細胞なども染色性が不良である．

1─基礎編　各種尿沈渣成分の鑑別基準

III 表面構造の見方

1 均質状
a b 扁平上皮細胞　**c d** 尿路上皮細胞

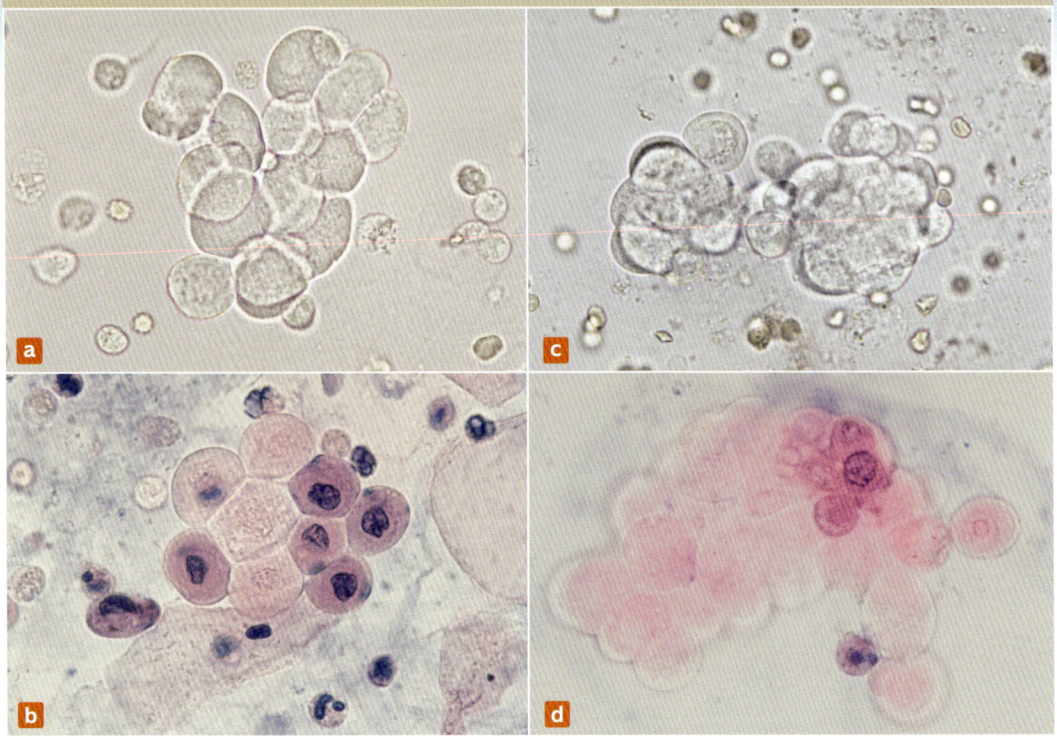

1 均質状

均質状とは，細胞表面が一様でほぼ滑らかな状態である．

基準-1 扁平上皮細胞，尿細管上皮細胞（円形・類円形型，オタマジャクシ・ヘビ型など），円柱上皮細胞，扁平上皮癌細胞，腺癌細胞，リンパ球

基準-2 尿路上皮細胞，尿路上皮癌細胞，大食細胞（上皮様変化）

▶通常，均質状は深層型の扁平上皮細胞や円形・類円形型の尿細管上皮細胞など，顆粒成分の少ない細胞が示す．

▶カテーテル留置などによって慢性的な刺激を受けた尿路上皮細胞，尿路上皮癌細胞なども，本来の表面構造と異なり均質状を示すことがある．

▶上皮様変化をした大食細胞も，均質状を示して認められることがある．

■均質状の断面図イメージ

2 漆喰状
a b 尿路上皮癌細胞

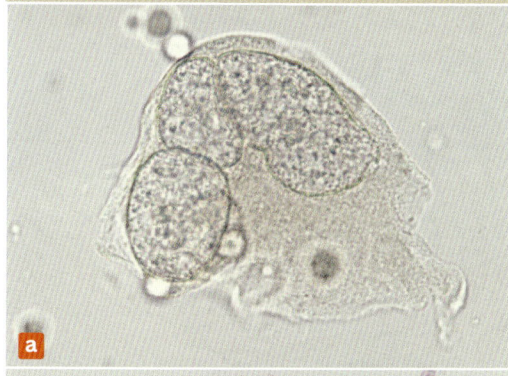

3 綿菓子状
a b 大食細胞

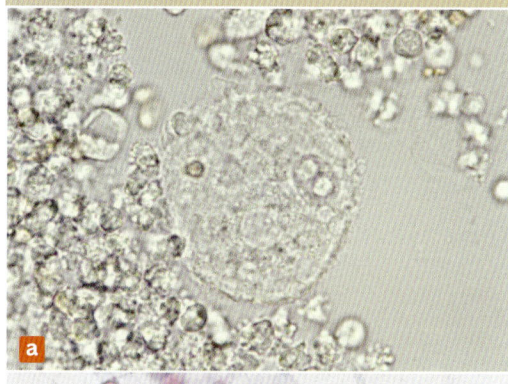

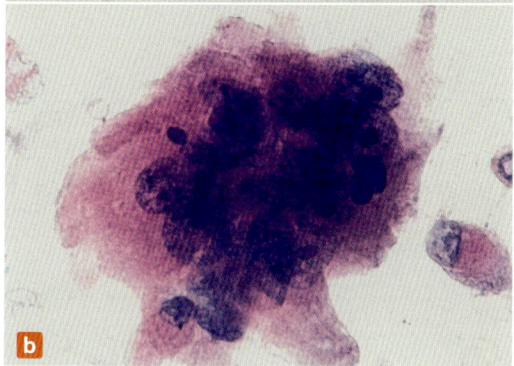

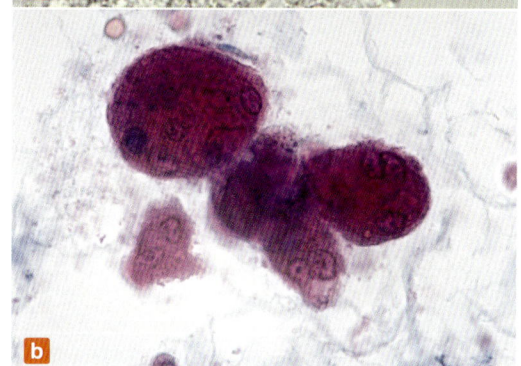

2 漆喰状

漆喰状とは，漆喰壁のようなザラザラした状態を示す．

基準-1 尿路上皮細胞，尿路上皮癌細胞

▶尿路上皮細胞，尿路上皮癌細胞に特徴的な表面構造である．

3 綿菓子状

綿菓子状とは，お菓子の綿菓子のような淡くケバケバ・フワフワした状態を示す．

基準-1 単球・大食細胞

▶偽足を出している単球や大食細胞に特徴的な表面構造である．

■漆喰状の断面図イメージ

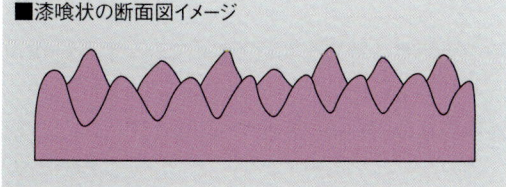

■綿菓子状の断面図イメージ

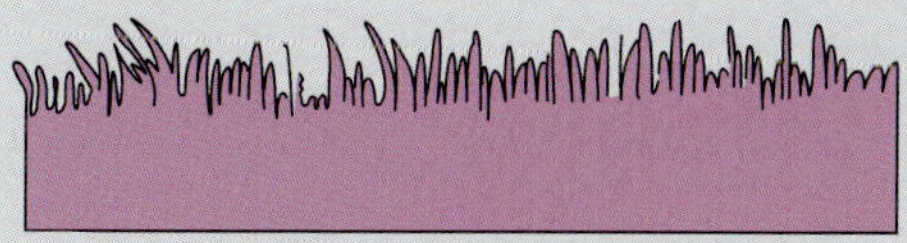

🔍 大食細胞の上皮様変化って何？

　大食細胞の上皮様変化とは，大食細胞が上皮細胞のように表面構造が均質状を示したり，辺縁構造が明瞭な曲線状を示したりした場合をいう．このような上皮様変化は，慢性炎症やBCG膀胱腔内注入療法などに伴って認められることが多い．
　上皮様変化した大食細胞は各種上皮細胞と類似の形態を示すため，これらの形態学的特徴についてもとらえておかなければならない．

4 不規則型顆粒状
a b 尿細管上皮細胞（鋸歯型）

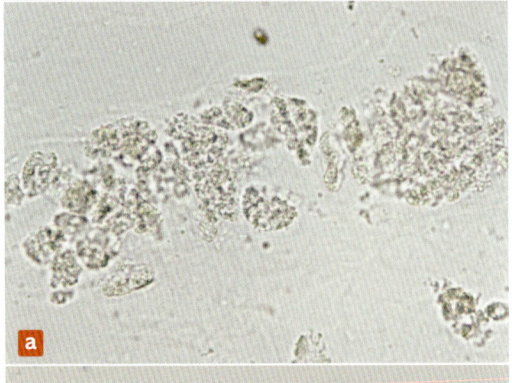

a

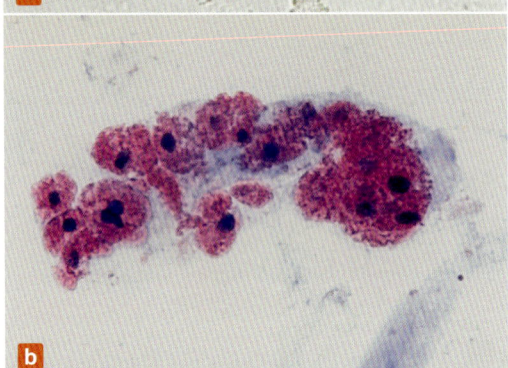

b

5 微細顆粒状
a b 尿細管上皮細胞（洋梨・紡錘型）

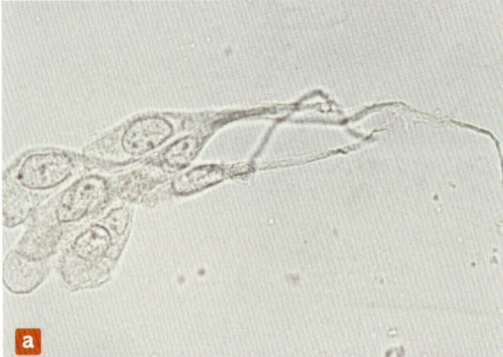

a

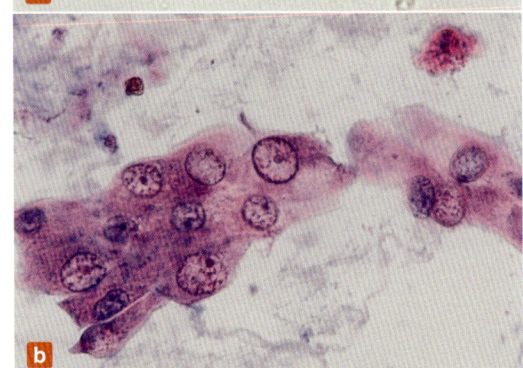

b

4 不規則型顆粒状

不規則型顆粒状とは，不揃いな大きさ・形状の顆粒が集まった状態を示す．

基準-1 尿細管上皮細胞（鋸歯型）
基準-2 崩壊の著しい種々の細胞

▶ 主に鋸歯型の尿細管上皮細胞が示す．

▶ 崩壊の著しい尿路上皮細胞，円柱上皮細胞，腺癌細胞なども示すことがある．

5 微細顆粒状

微細顆粒状とは，微細な顆粒が細胞表面を構成している状態を示す．

基準-1 尿細管上皮細胞（棘突起型，角柱・角錐台型，洋梨・紡錘型，円形・類円形型，オタマジャクシ・ヘビ型など），好中球，好酸球
基準-2 円柱上皮細胞（崩壊状），腺癌細胞（崩壊状）

▶ 主に新鮮な各種尿細管上皮細胞が示す表面構造である．

▶ 崩壊状の円柱上皮細胞や腺癌細胞も示すことがある．

■不規則型顆粒状の断面図イメージ

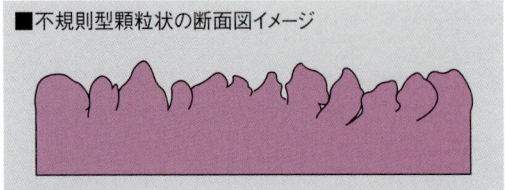

■微細顆粒状の断面図イメージ

Ⅲ. 表面構造の見方

6 顆粒成分不規則分布状
a b 扁平上皮細胞　**c d** 扁平上皮癌細胞

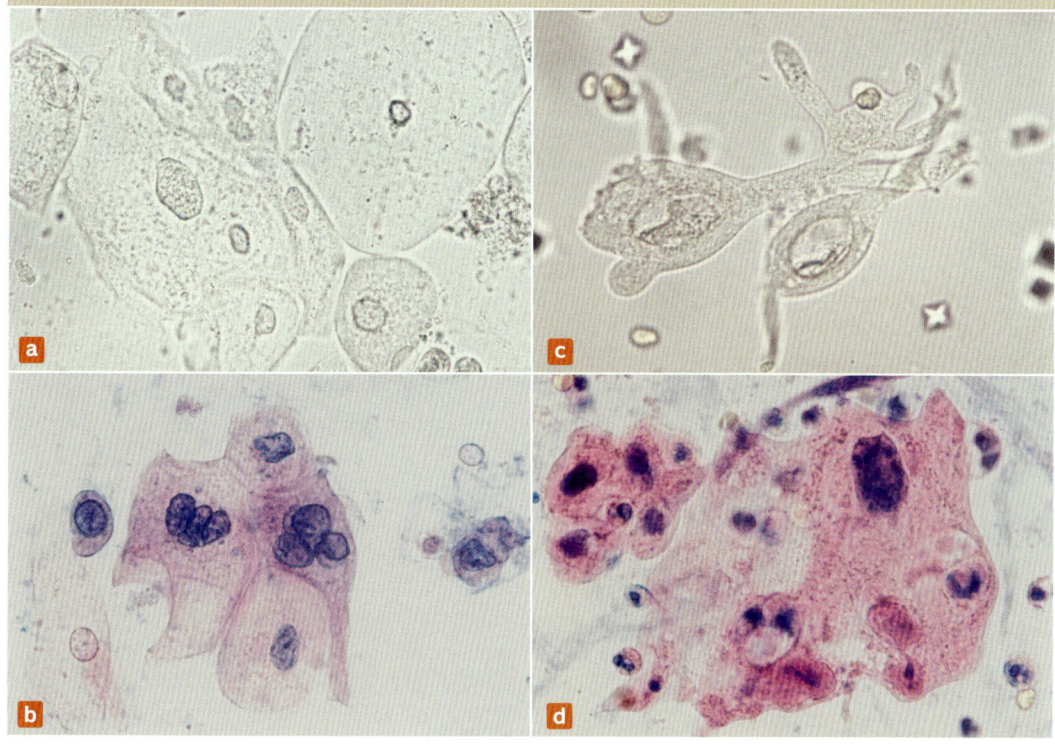

6 顆粒成分不規則分布状

顆粒成分不規則分布状とは，不揃いな大きさや形状の微細な顆粒が均質状の細胞表面に散在しているようにみえる状態を示す．

基準-1 扁平上皮細胞，扁平上皮癌細胞

▶ 顆粒成分不規則分布状を構成する顆粒は「ケラトヒアリン顆粒」という角化顆粒や，蛋白が変性し顆粒状になったものなどが考えられる．角化が明らかな扁平上皮細胞や扁平上皮癌細胞に特徴的な表面構造で，均質状の細胞質の上に顆粒がまばらにのっているようにみえる．

角化とは？

重層扁平上皮は，基底膜から①基底層，②有棘層，③顆粒層，④角質層に分けられる．解剖学的には，基底層から角質層へと分化・成熟する過程を「角化」という．

通常，尿沈渣中にみられる扁平上皮細胞の表層型は，好塩基性のケラトヒアリン顆粒を有する顆粒層の細胞である．角質層は，いわゆる垢としてはがれ落ちる部分で，ケラチンを多量に含む細胞からなり，脱核し，顆粒や細胞形態が消失する．

組織学的には，扁平上皮細胞や扁平上皮癌細胞の鑑別点として，角化という用語を用いることが多い．

〈主な角化の所見〉
・ケラトヒアリン顆粒
・発達した膠原線維による核周囲の層状（輪状）構造
・真珠形成
・脱核　など

■顆粒成分不規則分布状の断面図イメージ

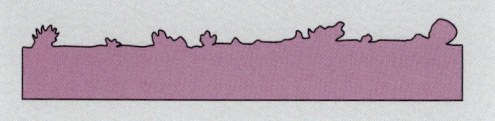

7 円形・類円形型顆粒状
a b 尿細管上皮細胞（円形・類円形型）

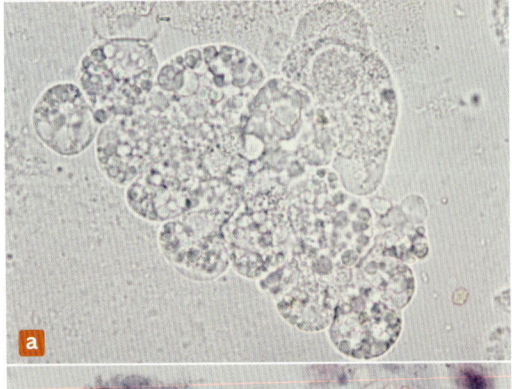
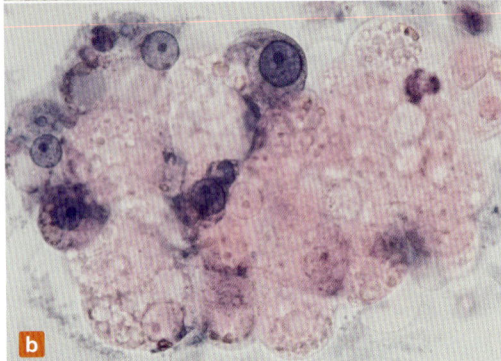

8 レース網目状
a b 円柱上皮細胞

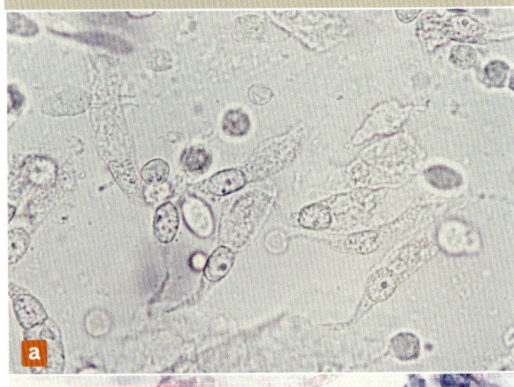
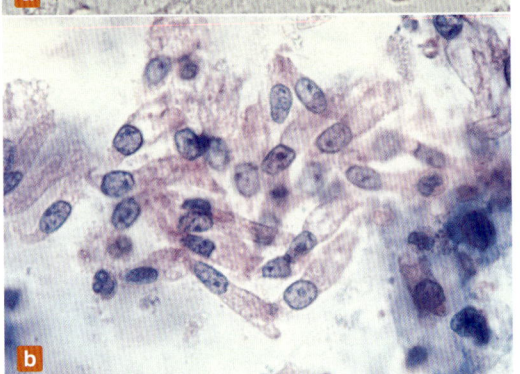

7 円形・類円形型顆粒状

円形・類円形型顆粒状とは，大小の円形・類円形状の顆粒が細胞表面を構成している状態を示す．

基準-2 大食細胞，尿路上皮細胞，尿細管上皮細胞，細胞質内封入体細胞

▶原因は不明であるが，細胞質の変性によりこのような表面構造を示すものと考えられる．孤立散在性に出現した場合には，細胞の由来がわかりにくいことが多い．

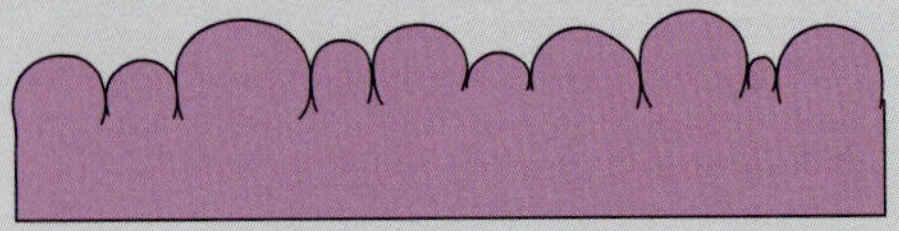

8 レース網目状

レース網目状とは，透かし編みのような細かく淡い網目が細胞表面を構成しているようにみえる状態を示す．

基準-1 円柱上皮細胞，腺癌細胞，尿細管上皮細胞（洋梨・紡錘型，線維型，オタマジャクシ・ヘビ型など）．

▶主に円柱上皮細胞や腺癌細胞に特徴的な表面構造である．

▶細胞質が薄く伸びたようにみえる洋梨・紡錘型や線維型などの尿細管上皮細胞が示すことがある．

■円形・類円形型顆粒状の断面図イメージ

■レース網目状の断面図イメージ

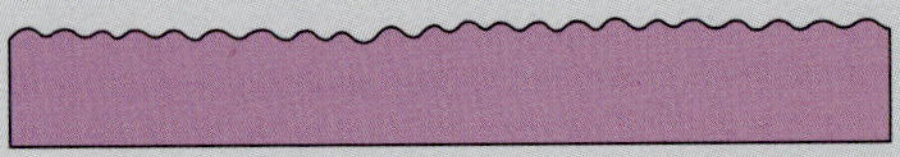

Ⅲ. 表面構造の見方

9 細胞質が薄くしわ状・ひだ状
ⓐⓑ 尿細管上皮細胞（洋梨・紡錘型）

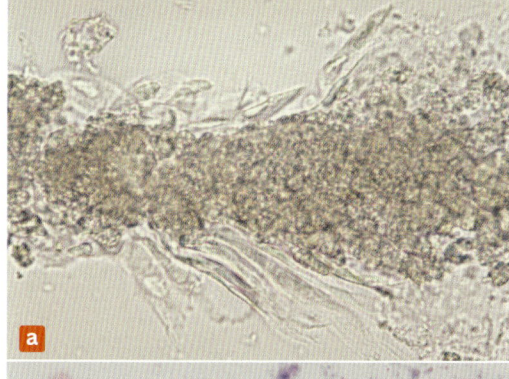

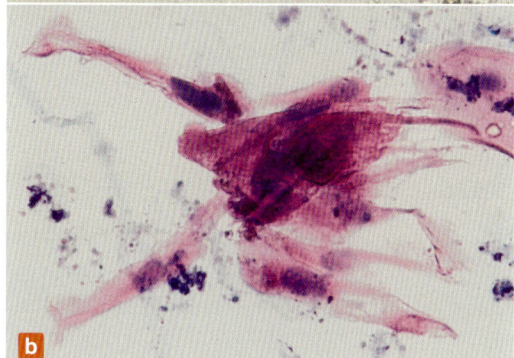

10 細胞質が厚くひだ状・くぼみ状
ⓐⓑ 扁平上皮細胞

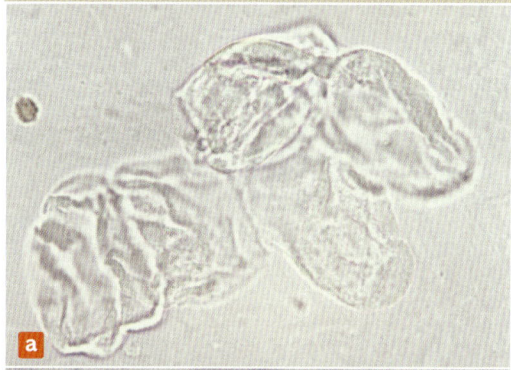

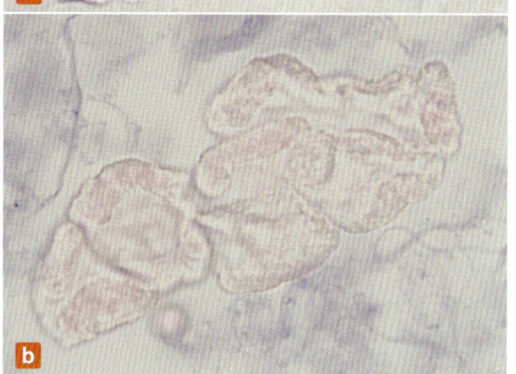

9 細胞質が薄くしわ状・ひだ状

薄い紙で"こより"を作り広げたような折じわやねじれ，細かいヒダがよっている状態を示す．

基準-1 扁平上皮細胞（表層型），尿細管上皮細胞（線維型，洋梨・紡錘型）

▶細胞質の薄い細胞に生じやすい．

10 細胞質が厚くひだ状・くぼみ状

細胞辺縁部が波状を示したり，周囲が厚く中央が凹んでいる状態を示す．

基準-1 扁平上皮細胞（中～深層型）
基準-2 尿路上皮細胞（表層型）

▶主に細胞質の厚い中～深層型の扁平上皮細胞に認められる．また，まれに表層型の尿路上皮細胞に認められることがある．

■細胞質が薄くしわ状・ひだ状の断面図イメージ

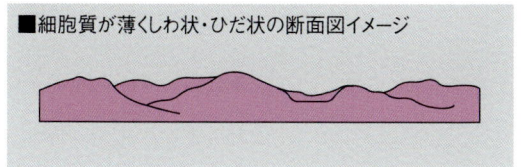

■細胞質が厚くひだ状・くぼみ状の断面図イメージ

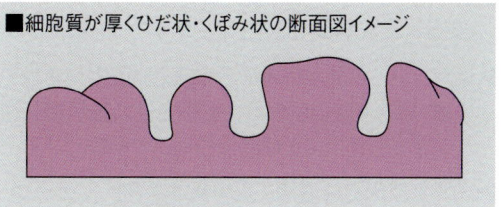

1—基礎編　各種尿沈渣成分の鑑別基準

IV 辺縁構造の見方

1 曲線状—①明瞭
a b 扁平上皮細胞　c d 尿路上皮細胞

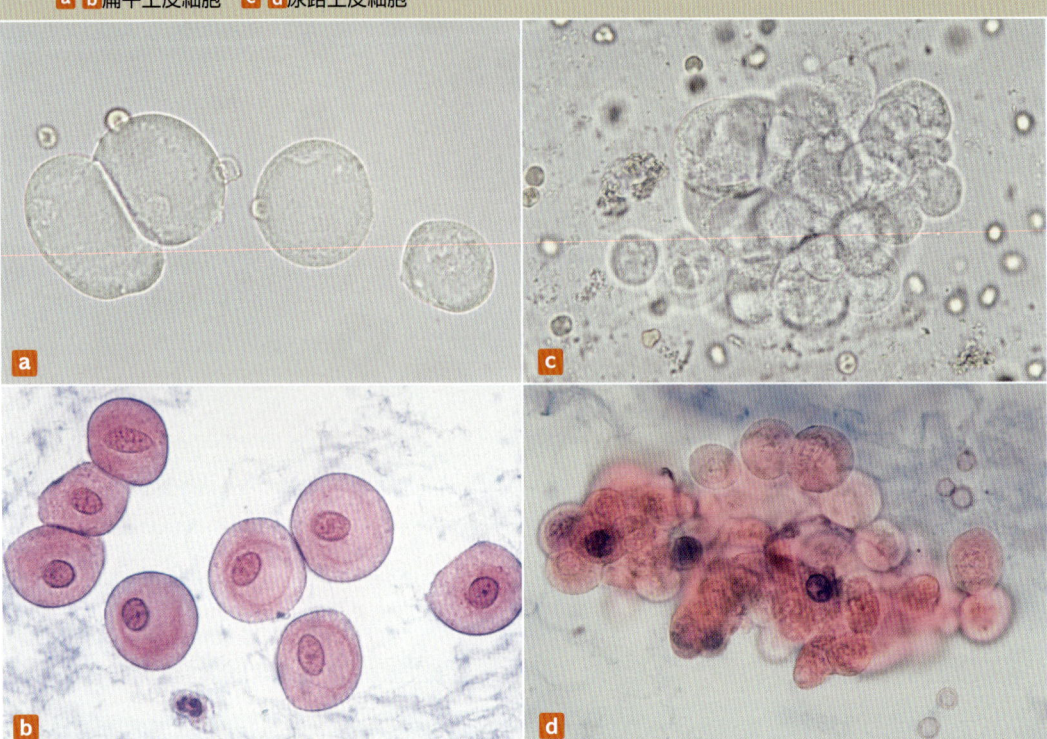

1 曲線状

曲線状とは，円形・類円形を示す細胞のように辺縁構造が丸みを帯びている状態を示す．

①明瞭

基準-1 扁平上皮細胞（中～深層型），尿細管上皮細胞（主に萎縮状を示す円形・類円形型），腺癌細胞（円形・類円形状）

基準-2 尿路上皮細胞，尿路上皮癌細胞，大食細胞（上皮様変化）

▶通常，中～深層型の扁平上皮細胞や萎縮状を示す円形・類円形型の尿細管上皮細胞は，透明感が弱くて厚くみえ，辺縁構造が曲線状で明瞭である．

▶尿路上皮細胞は通常，辺縁構造が角状であるが，カテーテル留置などの慢性的な刺激を受けると明瞭な曲線状を示すようになる．

▶乳頭状の尿路上皮癌細胞や低分化型の腺癌細胞も，明瞭な曲線状を示すものが多い．

▶大食細胞は上皮様変化を示すと辺縁構造が曲線状で明瞭になることがある．

1 曲線状―②やや不明瞭～不明瞭
a b 尿細管上皮細胞（円形・類円形型） **c d** 腺癌細胞

②やや不明瞭～不明瞭

基準-1 尿細管上皮細胞（著しい膨化状を示す円形・類円形型），腺癌細胞（著しい膨化状を示す円形・類円形状および粘液産生型）

基準-2 大食細胞

▶通常，円形・類円形を示す上皮細胞は辺縁構造が明瞭である．しかし，著しい膨化状を示す円形・類円形型の尿細管上皮細胞および円形・類円形状の腺癌細胞は，透明感が強くなり，細胞質が薄くみえて辺縁構造も不明瞭となる．

▶円形・類円形状を示す粘液産生型の腺癌細胞は，細胞周囲が不明瞭にみえることがあり，粘液が出ているためと考えられる．

▶大食細胞の偽足が細かく短い場合や少ない場合は，辺縁構造が不明瞭な曲線状を示すことがある．

膨化状って何？

膨化状とは細胞内に尿成分が入り込み，細胞全体が膨れている状態をいう．

一般的に膨化状を示す細胞は，白血球や大食細胞，円形・類円形型の尿細管上皮細胞などの透明感が強い細胞で，低浸透圧尿でみられることが多い．膨化状を示す細胞の辺縁構造は，通常，曲線状で明瞭であるが，著しい膨化状を示した場合は曲線状で不明瞭となる．

また，細胞辺縁の一部がこぶのように膨れている状態を，こぶ膨化状として区別している．これは細胞辺縁の傷害されている部分より尿が入り込み，細胞質から細胞膜が分離されてこぶのように膨れた状態と考えられる．なかには，こぶ内に細胞質の成分が多量に入り込んでいるものも認められる．一般的にはこぶ膨化状を示す細胞は，扁平上皮細胞や尿路上皮細胞などの透明感が弱いまたはない細胞が多い．

2 角状—①明瞭
a b 尿路上皮細胞

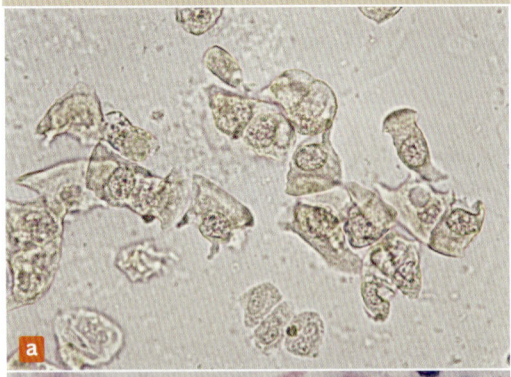

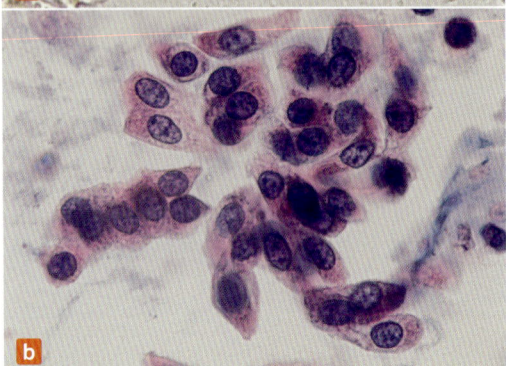

2 角状—②不明瞭
a b 尿細管上皮細胞（洋梨・紡錘型）

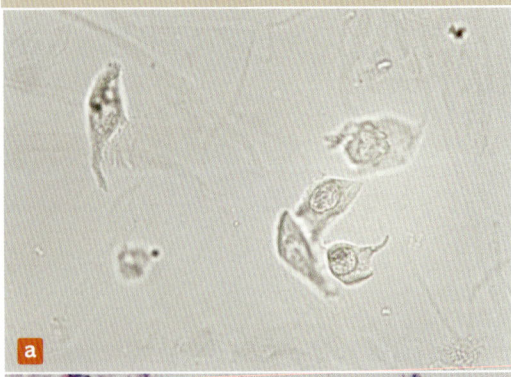

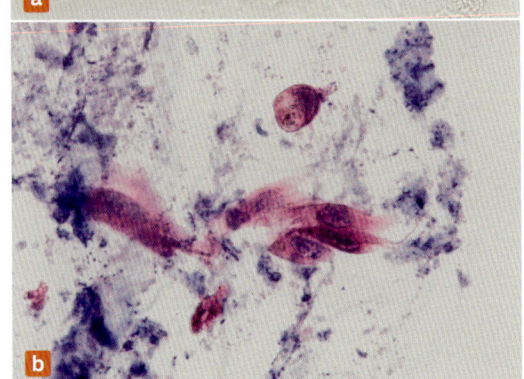

2 角状

角状とは，多角形，三角形，円柱形，紡錘形など辺縁構造が角ばっている状態を示す．

①明瞭

基準-1 尿路上皮細胞，円柱上皮細胞，尿路上皮癌細胞，腺癌細胞（高分化型），扁平上皮癌細胞（線維状・洋梨状）

基準-2 尿細管上皮細胞（角柱・角錐台型，洋梨・紡錘型，線維型），扁平上皮細胞（錯角化型）

▶尿路上皮細胞や尿路上皮癌細胞は，種々の形状を示すが，辺縁構造は角状で明瞭のことが多い．

▶円柱上皮細胞や高分化型の腺癌細胞は，主に円柱状や短冊状を示し，辺縁構造は角状で明瞭である．

▶角柱・角錐台型や洋梨・紡錘型，線維型の尿細管上皮細胞では，辺縁構造が角状で明瞭のことがある．

②不明瞭

基準-1 尿細管上皮細胞（角柱・角錐台型，洋梨・紡錘型，線維型）

基準-2 扁平上皮癌細胞（崩壊状を示す線維状・洋梨状）

▶主に遠位尿細管・集合管由来が考えられる角柱・角錐台型の尿細管上皮細胞は，厚く立体的で隣りの細胞とからみ合っている．とくに細胞基底部は薄く深いひだを出しているため，辺縁構造は不明瞭にみえる．

▶洋梨・紡錘型や線維型の尿細管上皮細胞などでは，尿細管腔が円柱に圧迫されたり閉塞によって拡張されたりすると，細胞が引き伸ばされて広がるため，辺縁は薄く不明瞭になる．

▶崩壊状を示す線維状や洋梨状の扁平上皮癌細胞も，辺縁構造が角状で不明瞭を示すことがある．

Ⅳ. 辺縁構造の見方

3 鋸歯状—①明瞭
ⓐⓑ 尿細管上皮細胞（鋸歯型，棘突起型）

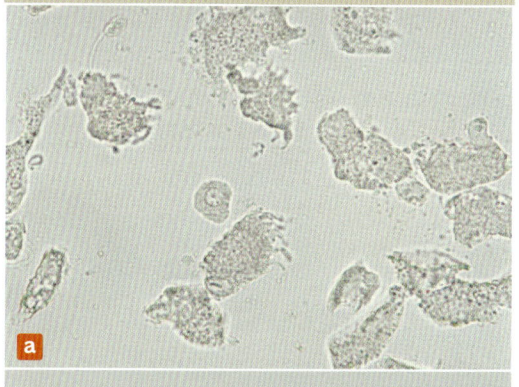
ⓐ

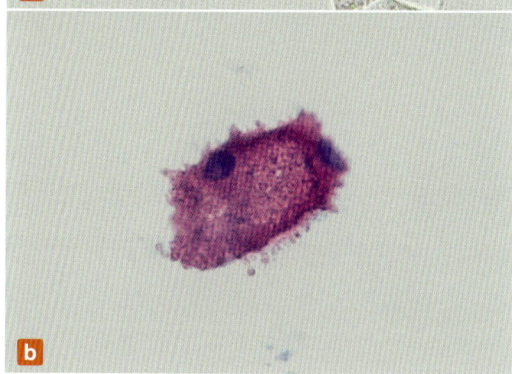
ⓑ

3 鋸歯状—②不明瞭
ⓐⓑ 大食細胞

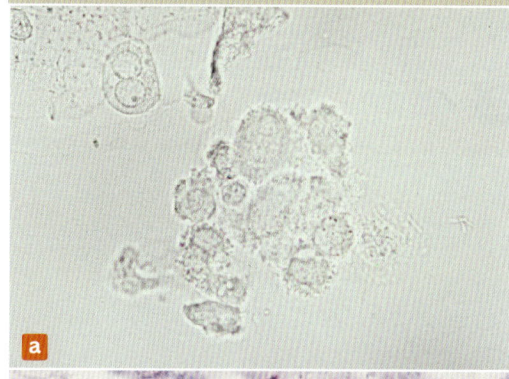
ⓐ

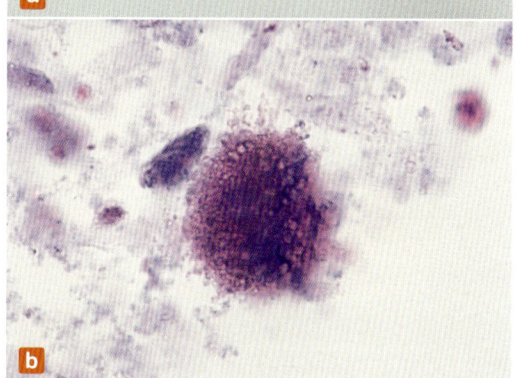
ⓑ

3 鋸歯状

鋸歯状とは，辺縁構造が鋸（のこぎり）の歯のようなギザギザした状態や凸凹した状態を示す．

①明瞭

基準-1 尿細管上皮細胞（鋸歯型，棘突起型，アメーバ偽足型），扁平上皮細胞（表層型）

▶辺縁構造が鋸歯状で明瞭な細胞は，鋸歯型や棘突起型，アメーバ偽足型の尿細管上皮細胞が示し，主に近位尿細管由来が考えられる．

②不明瞭

基準-1 単球・大食細胞，好中球（生細胞），好酸球（生細胞）

基準-2 扁平上皮細胞（中〜深層型）

▶辺縁構造が鋸歯状で不明瞭な細胞は，主に偽足を出している単球・大食細胞である．

▶好中球や好酸球の生細胞も，偽足を出して伸展するため，細胞が薄くなり，辺縁構造も鋸歯状で不明瞭となる．

▶まれに細胞間橋を認める中〜深層型の扁平上皮細胞が示す．

Ⅴ 細胞集塊の見方

1 細胞境界—①明瞭
a b 扁平上皮細胞

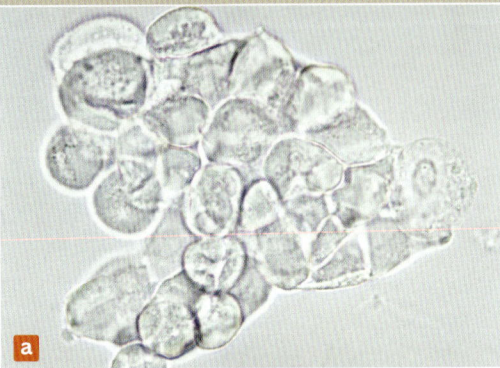

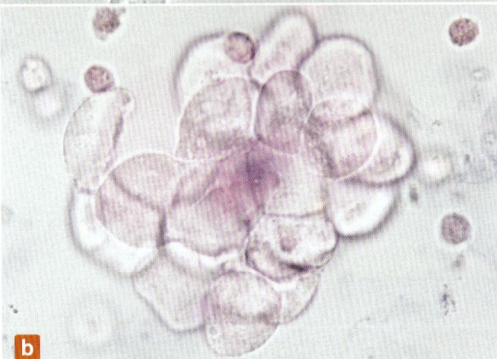

1 細胞境界—②不明瞭
a b 尿細管上皮細胞（円形・類円形型）

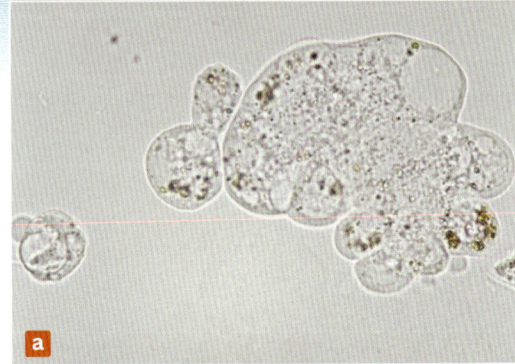

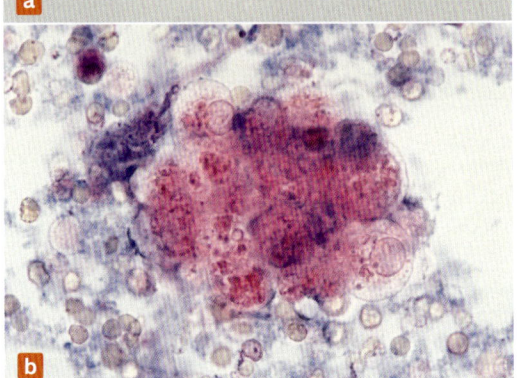

1 細胞境界

細胞境界とは細胞集塊において隣り合う細胞同士の境目で，明瞭か不明瞭かをみる．

①明瞭

基準-1 扁平上皮細胞（中～深層型），尿路上皮細胞，扁平上皮癌細胞，尿路上皮癌細胞
基準-2 腺癌細胞

▶ 細胞質が厚くみえ透明感が弱く，結合性の強い上皮細胞の集塊では，細胞境界が明瞭である．

▶ 腺癌細胞のなかには，集塊の結合性が強く細胞境界も明瞭になることがある．

②不明瞭

基準-1 円柱上皮細胞，尿細管上皮細胞（円形・類円形型），腺癌細胞，単球・大食細胞
基準-2 尿路上皮細胞（新鮮細胞），尿路上皮癌細胞（新鮮細胞）

▶ 細胞質が薄くみえて透明感が強く，結合性の強い腺上皮由来の細胞集塊では，細胞境界が不明瞭になることが多い．

▶ カテーテルなどにより機械的に剥離された新鮮な尿路上皮細胞集塊は，結合性が強く細胞境界が不明瞭となることがある．また，尿路上皮癌細胞集塊も新鮮細胞の場合は不明瞭である．

▶ 単球・大食細胞からなる集塊は，偽足をからめて融合していることが多く，細胞境界は不明瞭である．

2 透明感—①弱い〜なし
a b 尿路上皮癌細胞

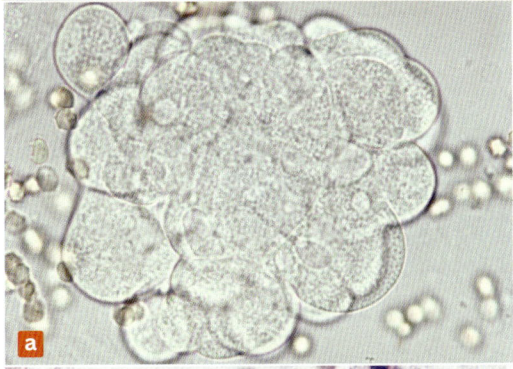

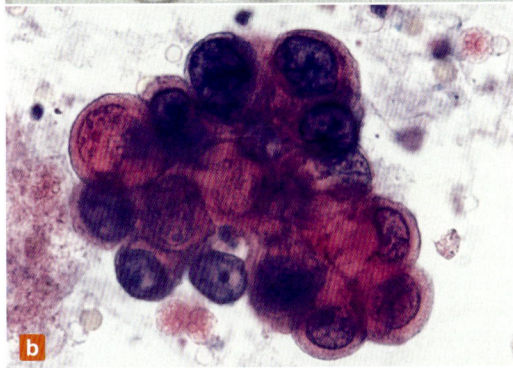

2 透明感—②強い
a b 腺癌細胞

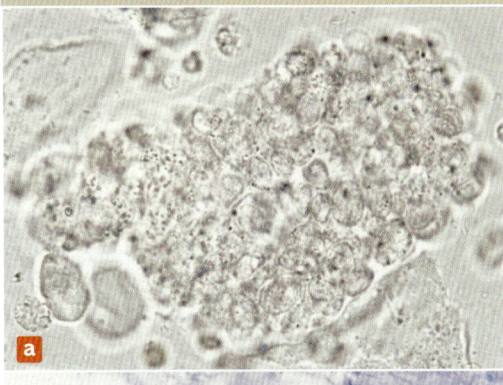

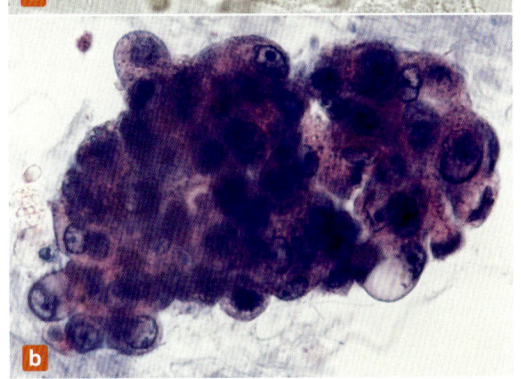

2 透 明 感

透明感とは主に無染色において、重積性がある細胞集塊の核が観察できるかどうかである．

①弱い〜なし

基準-1 扁平上皮細胞（中〜深層型），尿路上皮細胞，扁平上皮癌細胞，尿路上皮癌細胞

基準-2 尿細管上皮細胞（萎縮状を示す円形・類円形型），腺癌細胞（萎縮状または大量の脂肪顆粒含有），円柱上皮細胞（萎縮状）

▶中〜深層型の扁平上皮細胞は，細胞質内にグリコーゲンを含有していることが多く，透明感が弱い．

▶萎縮状を示す円形・類円形型の尿細管上皮細胞や腺癌細胞，円柱上皮細胞は，細胞質が厚くみえ透明感が弱くなることがある．

②強い

基準-1 尿細管上皮細胞（円形・類円形型），円柱上皮細胞，腺癌細胞，大食細胞

基準-2 扁平上皮細胞（中〜深層型・退縮型）

▶円柱上皮細胞や大食細胞などは，細胞質が淡く，無染色にて核が容易に観察できることが多いため透明感が強い．

▶中〜深層型の扁平上皮細胞であっても，グリコーゲンの含有が少ないものや細胞質の薄いものは透明感が強い．このような細胞像は，エストロゲン分泌が乏しい閉経後期に認められることが多く，退縮型といわれ萎縮像が著明となる．

3 結合性―①あり
a b 尿路上皮細胞

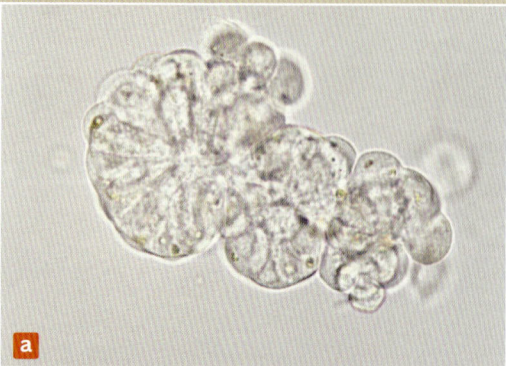

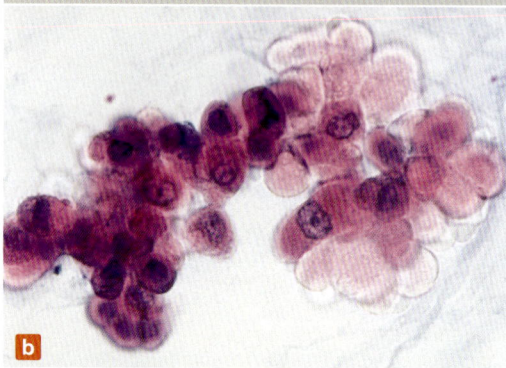

3 結合性―②なし
a b 大食細胞

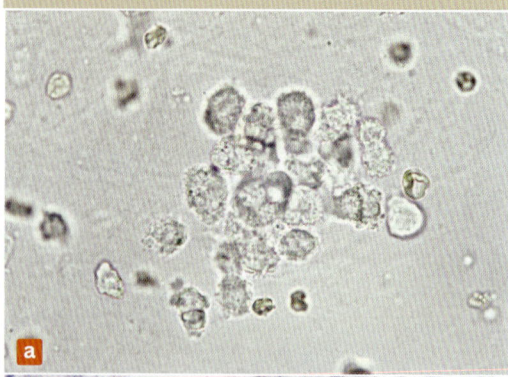

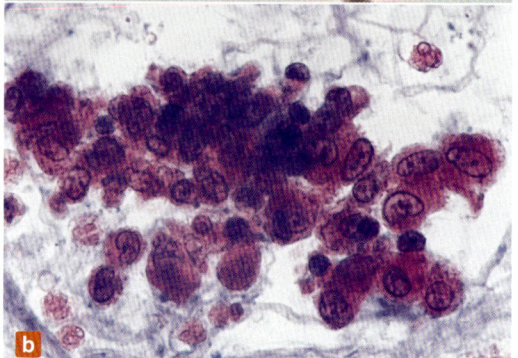

3 結合性

結合性とは集塊を構成する際の細胞同士の接着の有無である．上皮系細胞と非上皮系細胞との鑑別点となる．

①あり

基準-1 扁平上皮細胞，尿路上皮細胞，円柱上皮細胞，尿細管上皮細胞，扁平上皮癌細胞，尿路上皮癌細胞，腺癌細胞，小細胞癌細胞

▶組織を構成している上皮細胞は細胞同士が結合している．そのため集塊状で出現した場合は上皮性の結合がみられる．

②なし

基準-1 大食細胞，白血球

▶大食細胞や白血球は非上皮系の細胞であるため，集塊状であっても上皮性の結合はみられない．偽足をからめ合い融合状となるか，細胞が重なり合っているだけである．

4 辺縁構造—①明瞭
a b 腺癌細胞（大腸癌）

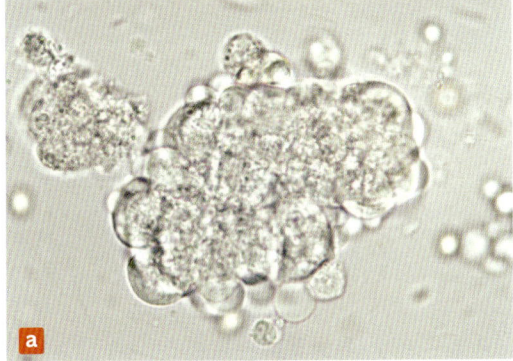
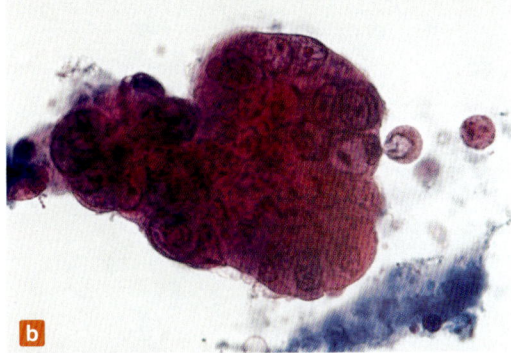

4 辺縁構造—②不明瞭
a b 大食細胞

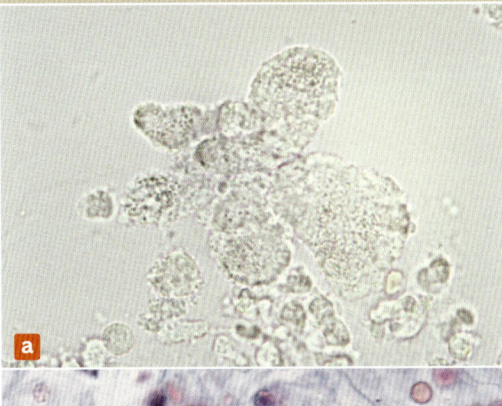
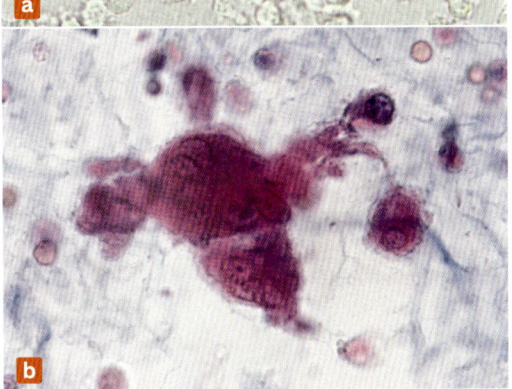

4 辺縁構造

辺縁構造とは，集塊を構成する細胞の端（縁）の構造を示す．上皮系細胞と非上皮系細胞との鑑別点となる．

①明瞭

基準-1 扁平上皮細胞，尿路上皮細胞，円柱上皮細胞，尿細管上皮細胞，扁平上皮癌細胞，尿路上皮癌細胞，腺癌細胞，小細胞癌細胞

▶一般に上皮細胞集塊の辺縁構造は明瞭である．

②不明瞭

基準-1 大食細胞，白血球（生細胞）

▶大食細胞や白血球の生細胞は偽足を出し，辺縁がケバケバし，凸凹状で不明瞭である．

5 細胞配列—①多列上皮様配列
ⓐⓑ 尿路上皮細胞

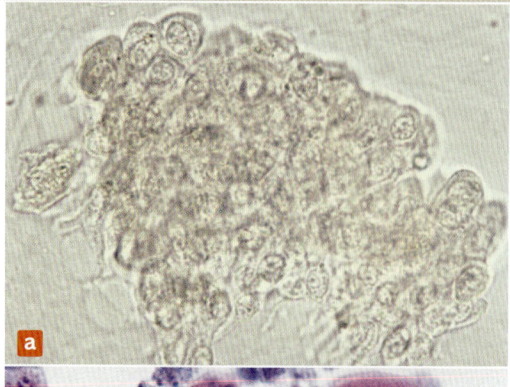

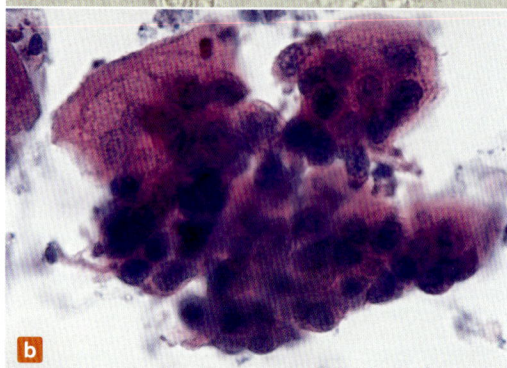

5 細胞配列—②渦巻状配列（真珠形成）
ⓐⓑ 扁平上皮癌細胞

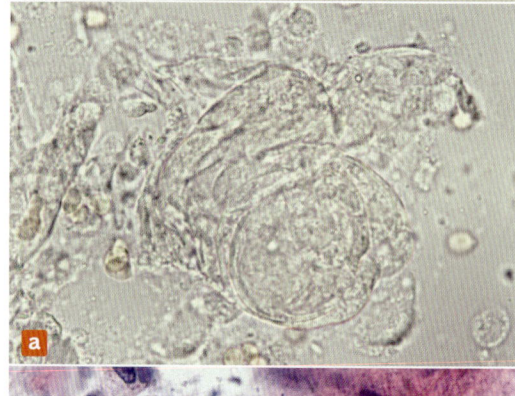

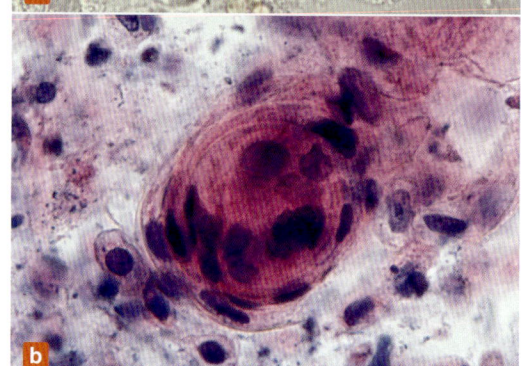

5 細胞配列

集塊の細胞配列は，組織中の細胞の配列を反映していることが多く，細胞の由来を鑑別するうえで重要なポイントとなる．

①多列上皮様配列

多列上皮様配列とは，すべての細胞は基底膜に接しているが，丈の長さが異なるため，あたかも多層を構成しているようにみえる細胞配列である．核の位置も単層円柱上皮細胞のように1列に並ぶことはなく，細胞の長さに合わせて高さが異なる．

基準-1 尿路上皮細胞，尿路上皮癌細胞

▶多列上皮様配列は，尿路上皮細胞に特徴的な配列である．また，中〜深層型細胞とこれらに蓋をするように覆う大型の表層型細胞（被蓋細胞）とが2重の構造を示していることがある．このような細胞集塊は，良性病変ではカテーテル挿入や結石など機械的な損傷を受けた場合に認められることが多い．また，尿路上皮癌においてもこのような細胞配列を示す細胞集塊が認められることがある．

②渦巻状配列（真珠形成）

渦巻状配列とは多数の細胞が巻き合うような配列を示す．

基準-1 扁平上皮細胞，扁平上皮癌細胞

▶渦巻状配列は，扁平上皮由来の細胞に特徴的な配列である．扁平な細胞が数層に重なり構成された重層上皮である扁平上皮細胞が，限られた空間内で急速に細胞増殖をしたためと考えられている．扁平上皮癌細胞がこのような渦巻状配列を示したものを"癌真珠"という．

5 細胞配列—③乳頭状配列
a b 尿路上皮細胞　c d 尿路上皮癌細胞

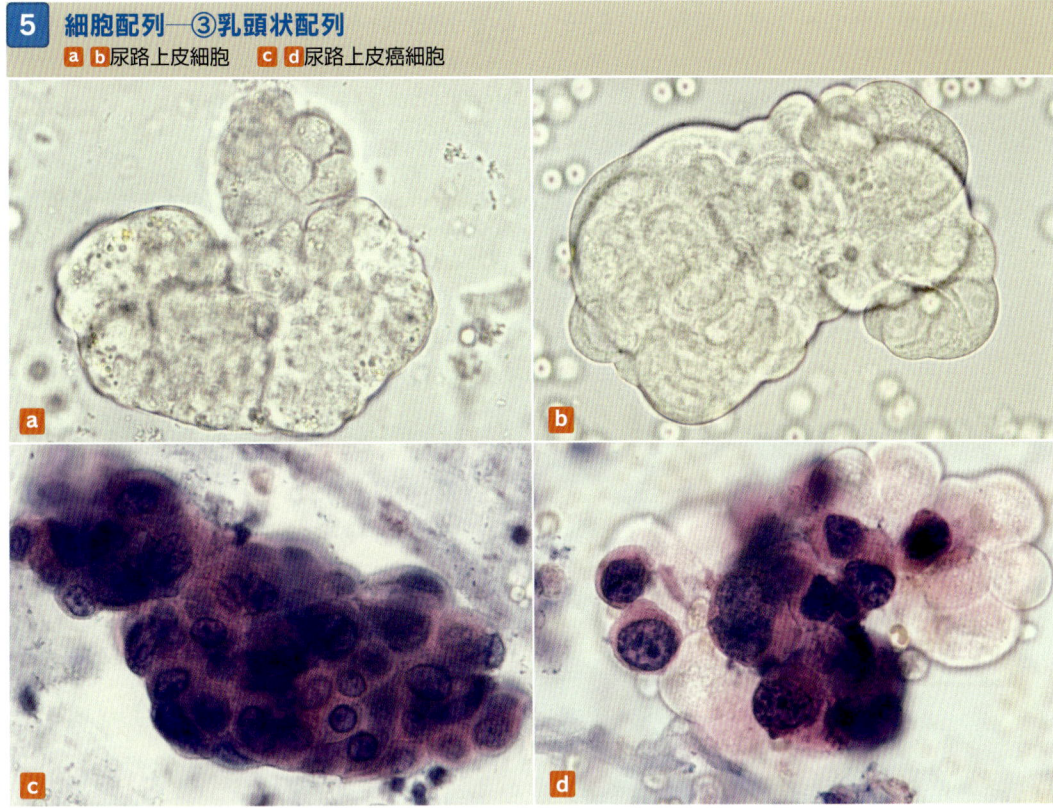

③乳頭状配列

乳頭状配列は，細胞の結合性が強く，重積性のある細胞集塊が示す立体的な細胞配列である．

基準-1 尿路上皮細胞，尿路上皮癌細胞，腺癌細胞

▶乳頭状配列は，尿路上皮癌や腺癌など，細胞の増殖が著しい癌細胞集塊が示すことが多い．

▶また，乳頭腫を構成する尿路上皮細胞集塊や，カテーテル留置などによる慢性的な刺激を受けた尿路上皮細胞集塊も示すことがある．

悪性細胞と正常細胞（または良性細胞）との関連性は？

尿路上皮癌細胞や腺癌細胞などの悪性細胞は正常細胞の遺伝子に異変などを起こして発生したものである．

したがって，同じ組織由来の悪性細胞と正常細胞とは，細胞質の表面構造や辺縁構造などの性状が同一または類似していることが多い．

また，悪性細胞は正常細胞とのかけ離れの程度により，高分化型や低分化型などに分類される．とくに高分化型の悪性細胞では，細胞集塊の細胞配列も正常細胞と同様であることが多い．

以上のことから，尿沈渣検査から悪性細胞を見落としなく検出するためには，まず正常細胞の鑑別法を十分に身につけておくことが重要である．

5 細胞配列—④シート状（蜂巣状）配列
a b 円柱上皮細胞

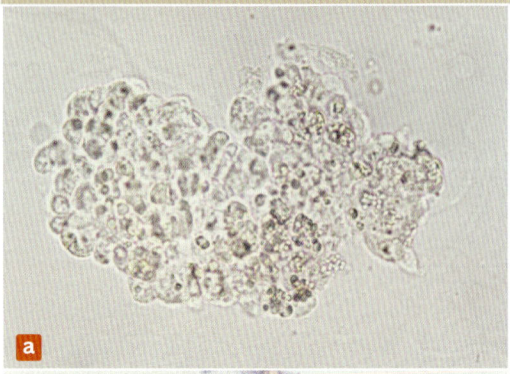
a

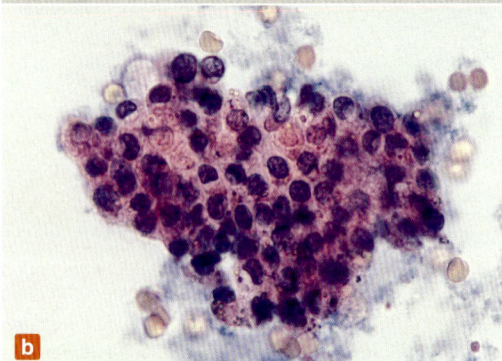
b

5 細胞配列—⑤シート状（敷石状）配列
a b 扁平上皮癌細胞

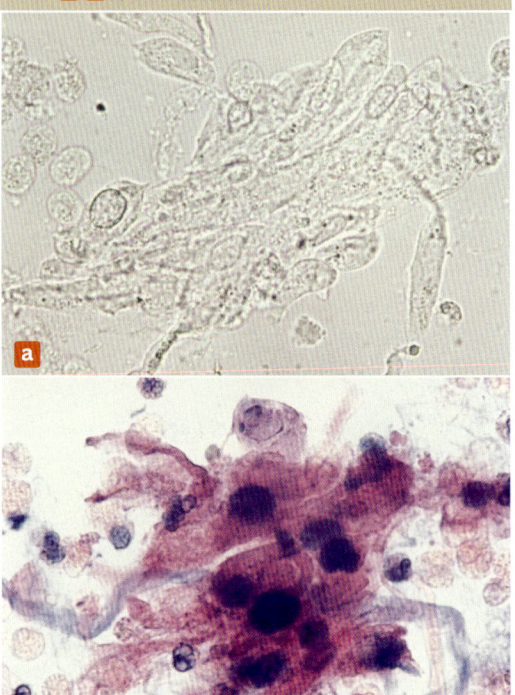

④シート状（蜂巣状）配列

シート状（蜂巣状）配列は蜂の巣のように，大きさがほぼ揃った小型の細胞が平面的に並んでいる配列である．

基準-1 円柱上皮細胞，尿細管上皮細胞，腺癌細胞

▶円柱上皮細胞など単層上皮に特徴的な配列で，細胞集塊を正面（上）からみた像である．正常の円柱上皮細胞では細胞の大きさ，核の位置が揃っている．

⑤シート状（敷石状）配列

シート状（敷石状）配列は，庭に敷く平らな石のように大きさの異なった，中～大型の細胞が平面的に並んでいる配列である．

基準-1 扁平上皮細胞，扁平上皮癌細胞

▶扁平上皮癌細胞などでは，このような平たい集塊状で認められることがある．

V. 細胞集塊の見方

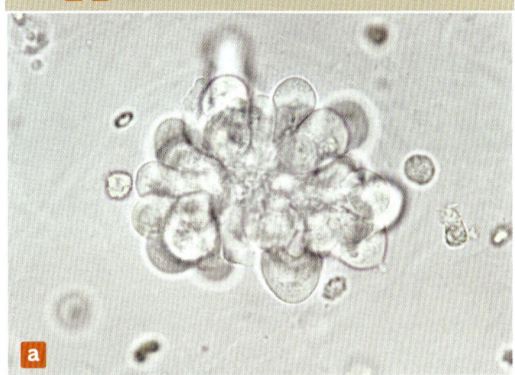

5 細胞配列—⑥柵状配列
ⓐⓑ腺癌細胞（大腸癌）

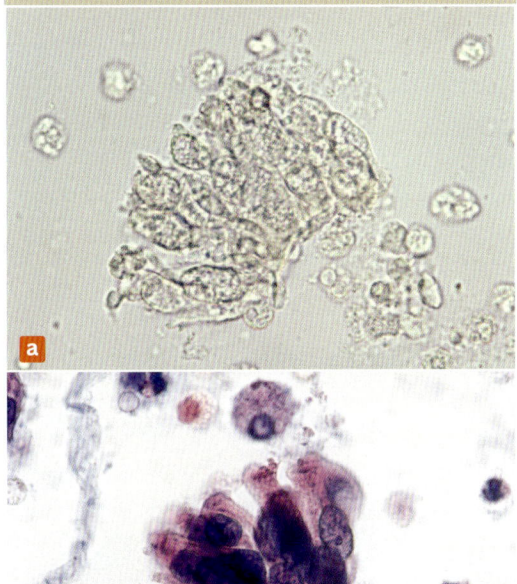

5 細胞配列—⑦花冠（放射）状配列
ⓐⓑ尿細管上皮細胞（オタマジャクシ型）

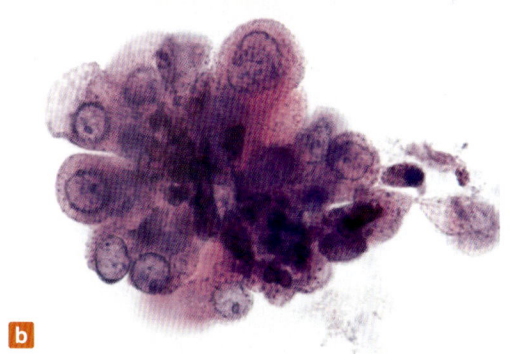

⑥柵状配列

柵状配列は柵のように円柱状の細胞が1列に並んでいる配列を示す．

基準-1 円柱上皮細胞，腺癌細胞

▶円柱上皮細胞など単層上皮に特徴的な配列で，細胞集塊を側面（横）からみた像である．正常な円柱上皮細胞は核の位置がほぼ揃っているが，大腸癌細胞などの悪性細胞では核の位置が不揃いである．

⑦花冠（放射）状配列

花冠（放射）状配列は花冠や花束を上からみたような配列である．

基準-1 尿細管上皮細胞（円形・類円形型，オタマジャクシ型），円柱上皮細胞，腺癌細胞

▶集塊を構成する細胞は1点を中心に外側へ開くように配列し，円形・類円形型の尿細管上皮細胞，単層の円柱上皮細胞や腺癌細胞などで認められる．

5 細胞配列—⑧管腔形成
a b 尿細管上皮細胞（円形・類円形型, オタマジャクシ・ヘビ型） **c d** 尿細管上皮細胞（角柱・角錐台型）

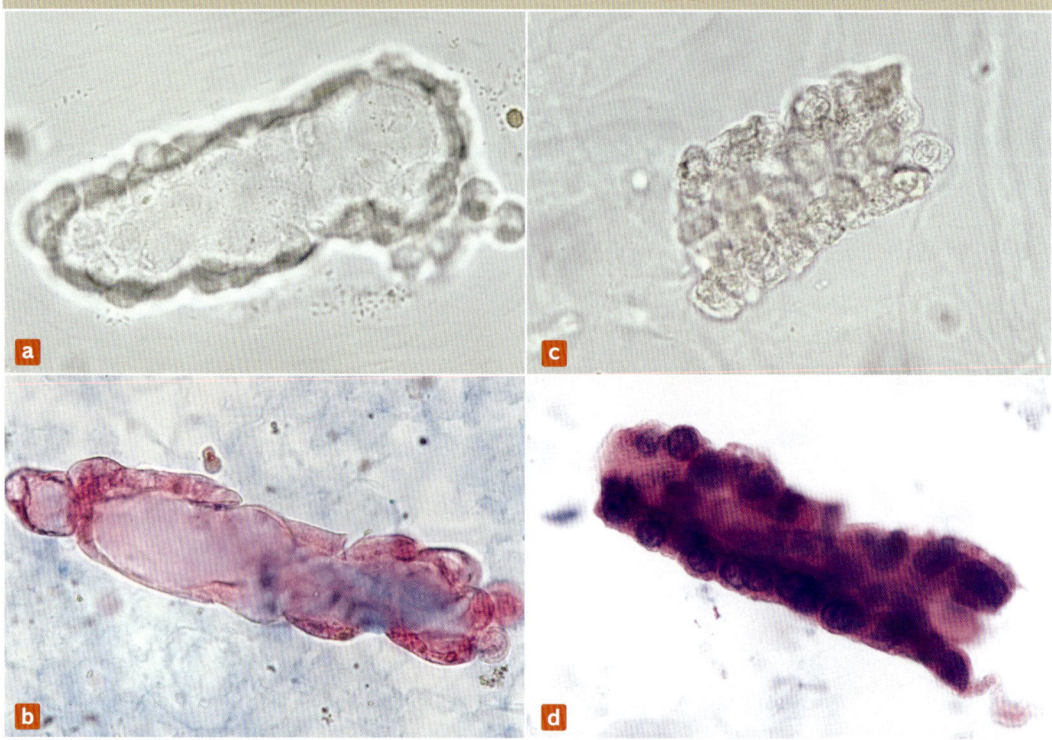

⑧管腔形成

管腔形成は，中央が筒状の空洞で，それに細胞が沿っている形状を示す．

基準-1 尿細管上皮細胞（円形・類円形型, オタマジャクシ・ヘビ型, 洋梨・紡錘型, 角柱・角錐台形型）

▶管腔形成は尿細管上皮細胞に特徴的な細胞配列である．尿細管腔を構成する尿細管上皮細胞が，管腔状のまま尿中に脱落してきたものと考えられる．オタマジャクシ・ヘビ型や洋梨・紡錘型などの特殊型尿細管上皮細胞が円柱などを取り囲むように認められることが多い．また，あまり変性を受けていない角柱・角錐台型の尿細管上皮細胞も管腔状の集塊を形成して認められることがある．

尿細管上皮細胞を型別に分ける意義は？

尿細管上皮細胞を型別に分けてみることは，疾患部位の推定，類似細胞との鑑別，病態の解明につながり有用性が高い．

尿細管上皮細胞は，組織部位により機能が異なるように形態も異なる．したがって，各組織部位を構成する尿細管上皮細胞の形態をあらかじめ把握しておくことによって，疾患部位がある程度推定できるものと考える．

また，尿細管上皮細胞は尿細管腔の拡張や閉塞などによる変化，種々の腎炎，ウイルス感染，治療薬剤の影響などによって，多彩な形態を示すことがわかってきた．これらの形態もあらかじめ型別に把握しておくことによって，病態の解明や類似細胞との鑑別に役立つものと考える．

近年，腎臓病理学においても，尿細管間質疾患の重要性が再認識され，学会などで多くの発表が行われている．

今後さらに種々の形態を示す尿細管上皮細胞と病態との関連性を明らかにすることによって，臨床との結びつきが高まるものと期待される．

Ⅴ. 細胞集塊の見方

5 細胞配列―⑨紡錘状配列
ⓐ ⓑ 尿細管上皮細胞（洋梨・紡錘型，線維型）

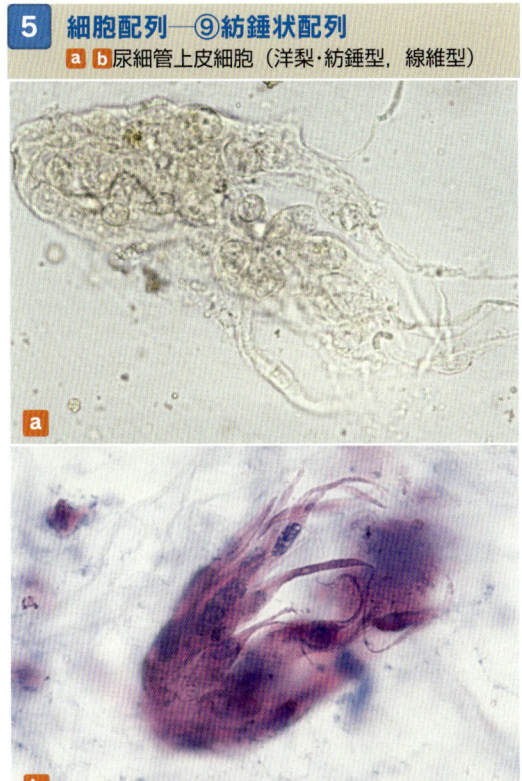

5 細胞配列―⑩束状配列
ⓐ ⓑ 尿細管上皮細胞（オタマジャクシ・ヘビ型）

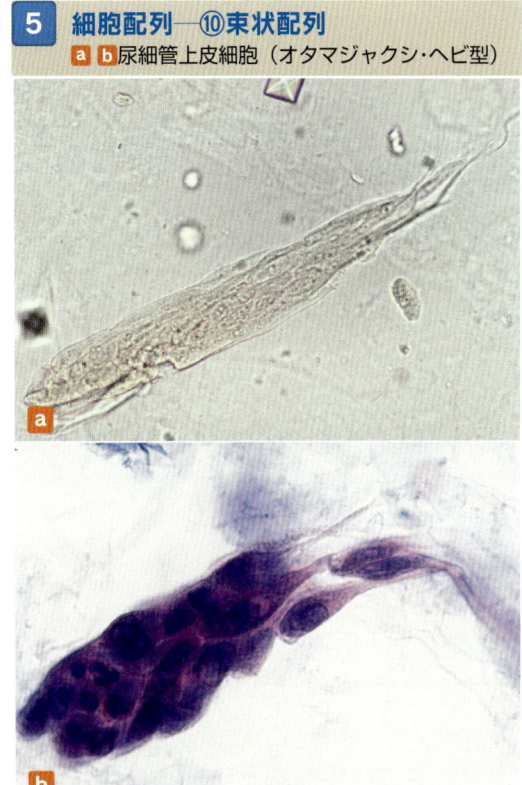

⑨紡錘状配列

紡錘状配列は，一方がすぼまり，もう一方に向かって広がっていく形状を示す．

基準-1 尿細管上皮細胞（洋梨・紡錘型，オタマジャクシ・ヘビ型，線維型）

▶紡錘状配列は，尿細管上皮細胞に特徴的な細胞配列で，尿細管腔が閉塞していたことが示唆される．すぼまっているところが閉塞部，広がっているところが拡張部と推測される．洋梨・紡錘型，オタマジャクシ・ヘビ型，線維型などの細胞が引き伸ばされた形状を示す特殊型尿細管上皮細胞から構成されることが多い．

⑩束状配列

束状配列は，細長い細胞が束になり，細長い棒状の形状を示す．

基準-1 尿細管上皮細胞（オタマジャクシ・ヘビ型，線維型）

基準-2 扁平上皮癌細胞

▶主に尿細管上皮細胞が示し，狭くなった尿細管腔を細胞集塊が通過する際に伸ばされ，このような束状になると考えられる．

▶奇妙な形状を示す角化型扁平上皮癌細胞集塊も束状配列を示すことがある．

1—基礎編　各種尿沈渣成分の鑑別基準

Ⅵ 特殊な細胞

1 線毛を有する上皮細胞
ⓐⓑ 円柱上皮細胞

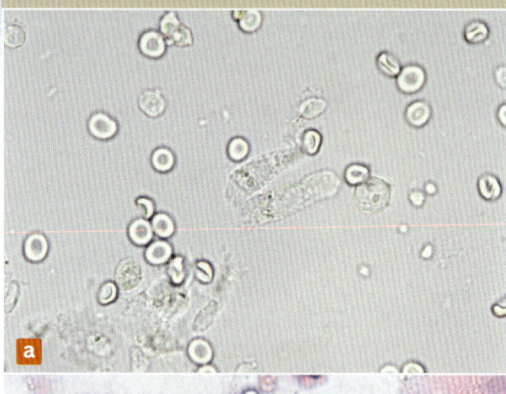
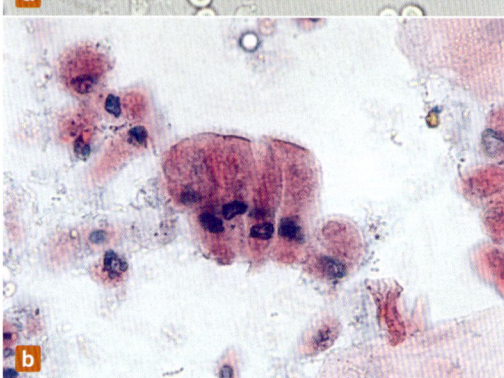

2 リポフスチン顆粒含有細胞
ⓐⓑ 尿細管上皮細胞（線維型）

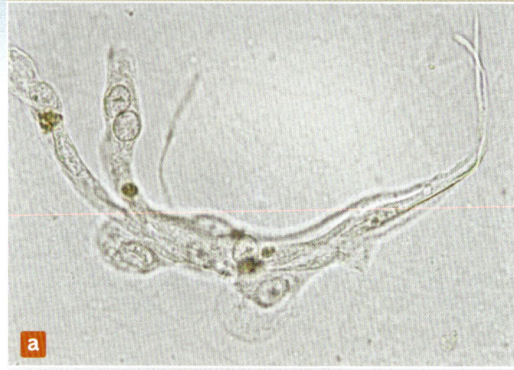
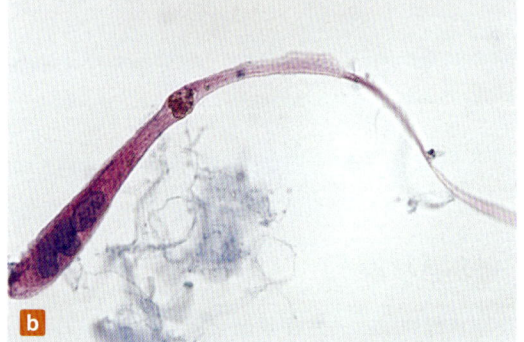

1 線毛を有する上皮細胞

線毛は主に円柱上皮細胞の内腔面側にみられる細かい毛のようなものである．

基準-1 円柱上皮細胞（子宮内膜上皮由来，回腸・結腸上皮由来）

▶線毛は円柱上皮細胞の特徴的な所見の1つで，女性の場合は尿中に混入した子宮内膜上皮由来であることが多い．

▶膀胱癌の膀胱全摘に伴い，回腸（結腸）導管術を行っている場合は，尿中に腸上皮細胞が認められる．新鮮な腸上皮細胞では，しばしば線毛を有する．

2 リポフスチン顆粒含有細胞

リポフスチン顆粒はやや光沢をもった黄褐色の顆粒で消耗色素である．細胞質内で消化しきれなかった不溶性の脂質を含む残存物で，細胞老化の指標の1つになっている．

基準-1 尿細管上皮細胞（洋梨・紡錘型，円形・類円形型，オタマジャクシ・ヘビ型，線維型）

基準-2 尿路上皮細胞，円柱上皮細胞

▶リポフスチン顆粒は尿細管上皮細胞に認められることが多く，とくに洋梨・紡錘型や円形・類円形型などの特殊型尿細管上皮細胞で出現頻度が高い．

▶ごくまれに尿路上皮細胞にも認められるが，リポフスチン顆粒は小さいことが多い．また，細胞周期や細胞分裂の早い扁平上皮細胞や各種癌細胞には認められない．

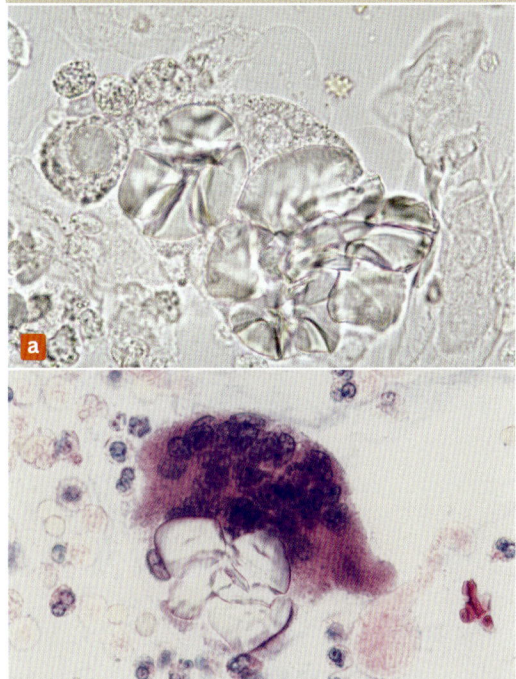

3 異物含有細胞

異物含有細胞とは貪食能を有する細胞で，細胞質内にその細胞由来ではない物質がみられる．

基準-1 単球・大食細胞，好中球

▶異物含有細胞の多くは大食細胞である．大食細胞は活発な貪食能を有し，偽足で組織内を移動しながら，異物を取り込む．異物が大型の場合は，周囲を取り囲んだり付着したようにみられる．

▶異物には，細菌や真菌，精子，類でんぷん小体，でんぷん粒，赤血球，白血球，細胞の死骸や破片，円柱などさまざまなものがある．

4 白血球浸潤細胞

白血球浸潤細胞とは，白血球が上皮細胞内に入り込んだ像を示す．

基準-1 扁平上皮細胞，扁平上皮癌細胞
基準-2 尿路上皮癌細胞

▶好中球や単球などの白血球は，放射線治療などによって変性した上皮細胞や癌細胞を異物とみなし，細胞内に浸潤することがある．相互封入像や大食細胞などと誤判定しないように注意する．

5 結晶・塩類付着細胞
ⓐⓑ 尿細管上皮細胞（円形・類円形型）

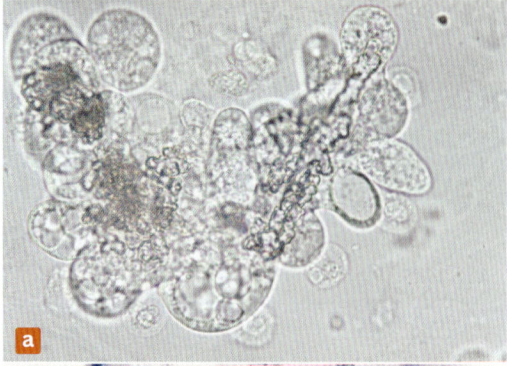
ⓐ

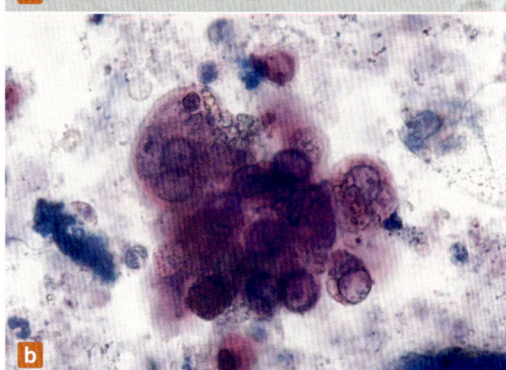
ⓑ

6 細胞質内封入体細胞
ⓐⓑ 尿路上皮細胞

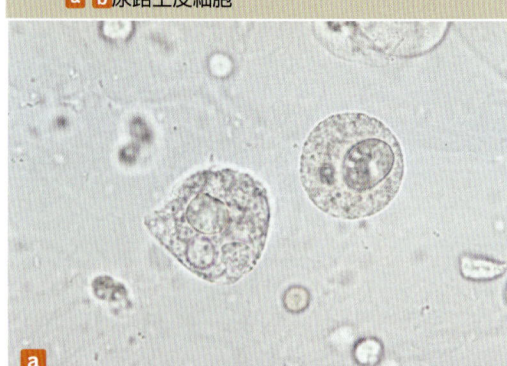
ⓐ

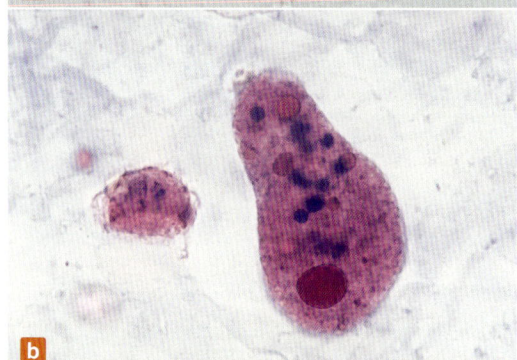
ⓑ

5 結晶・塩類付着細胞

細胞に結晶や塩類が付着している状態を示す．

基準-1 尿細管上皮細胞（円形・類円形型，オタマジャクシ・ヘビ型，洋梨・紡錘型，線維型）

基準-2 尿路上皮細胞

▶結晶・塩類付着細胞の大部分は尿細管上皮細胞である．円形・類円形型や線維型などの特殊型尿細管上皮細胞でその頻度が高い．

▶閉塞した尿細管腔で結晶や塩類が析出すると，尿細管上皮細胞に付着し，再流時にこれらの細胞が脱落して，尿中に出現したものと考えられる．

▶尿路上皮細胞に尿酸結晶やシュウ酸カルシウム結晶などが付着してみられた場合は，尿管や膀胱などに結石がある可能性が高い．

6 細胞質内封入体細胞

細胞質内封入体細胞とは，細胞質内に無構造の封入体を有する細胞である．

基準-1 尿細管上皮細胞，尿路上皮細胞，円柱上皮細胞，扁平上皮細胞，大食細胞

基準-2 尿路上皮癌細胞，扁平上皮癌細胞

▶封入体は無構造で光沢があり，さまざまな形状・大きさ・数を示す．また無染色では細胞質と同系色で濃くみえ，S染色でも細胞質と同系色で濃く染まることが多い．

▶細胞質内封入体細胞の封入体は，一般的にRNAウイルスの感染によって形成されたものと考えられている．しかし，癌や回腸導管術後尿など，非ウイルス性疾患でも認められることがある．細胞質内封入体細胞は，変性や崩壊が強く，細胞由来の判定は困難なことが多い．

Ⅵ. 特殊な細胞

7 コイロサイト
a b 扁平上皮細胞（ヒトパピローマウイルス感染細胞）

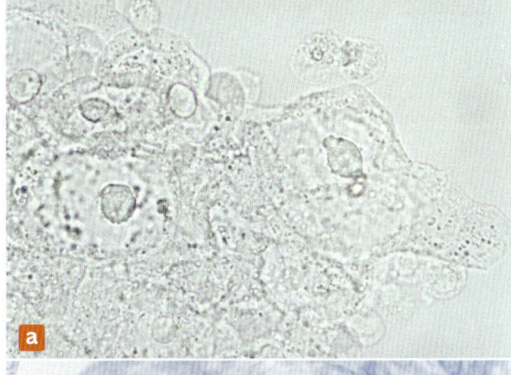

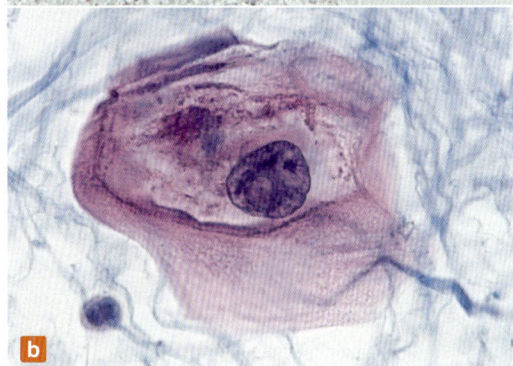

8 核内封入体細胞
a b 尿路上皮細胞（単純ヘルペスウイルス感染細胞）

7 コイロサイト

コイロサイトとは，扁平上皮細胞の核周囲の細胞質が広く空洞化した細胞のことである．

基準-1 扁平上皮細胞

▶コイロサイトはHPV（ヒトパピローマウイルス）感染時にみられる特徴的な細胞である．核の増大や核濃染などの異型性を伴うことがある．

8 核内封入体細胞

核内封入体細胞は，核内に無構造の封入物を有する細胞である．

基準-1 尿路上皮細胞，扁平上皮細胞

▶封入体は無染色で細胞質と同系色で濃くみえ，S染色でも細胞質と同系色で濃く染まることが多い．

▶核内封入体細胞の封入体は，一般的にDNAウイルスの感染によって形成され，多核のものは単純ヘルペスウイルス，単核のものはサイトメガロウイルス感染が示唆される．核縁にクロマチンが凝集し，封入体のまわりは明るく明庭を作るものが特徴的であるが，なかにはスリガラス状の核を示すものも同時に認められる．核内封入体細胞は，変性や崩壊が強く，細胞由来の判定は困難なことが多い．

9 相互封入像
a b 尿路上皮癌細胞

10 層状（輪状）構造
a b 扁平上皮癌細胞

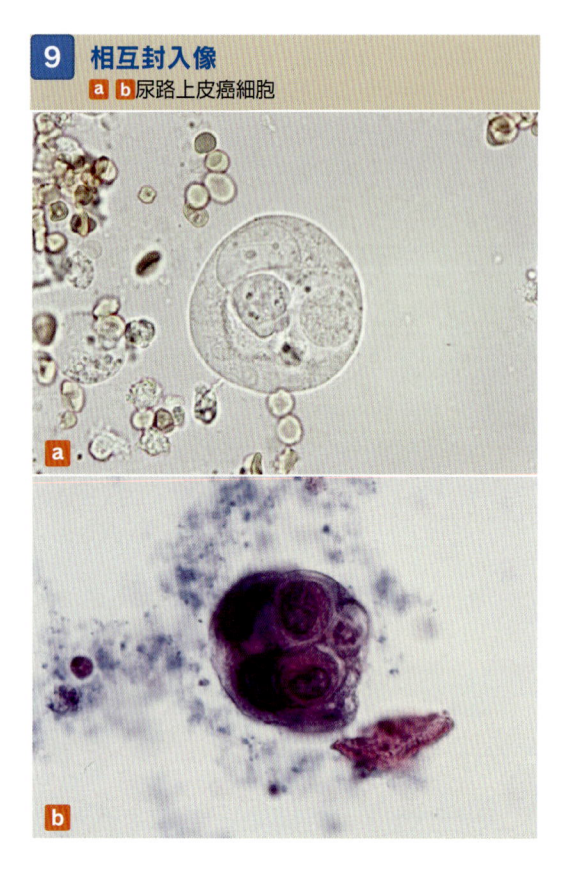

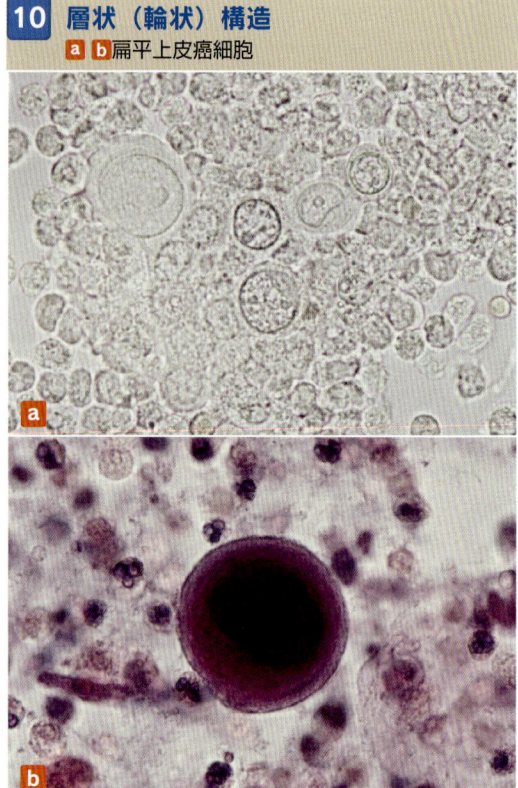

9 相互封入像

相互封入像は，細胞の中に細胞を有している構造を示す．異常核分裂の一種と考えられている．

基準-1 尿路上皮癌細胞，腺癌細胞，扁平上皮癌細胞，小細胞癌細胞

基準-2 円柱上皮細胞（回腸導管術後），扁平上皮細胞（放射線治療後），尿路上皮細胞（化学療法後）

▶通常，相互封入像は細胞増殖の著しい尿路上皮癌細胞や扁平上皮癌細胞などで認められる．

▶正常細胞が放射線治療や化学療法などに反応して示すことがある．

10 層状（輪状）構造

層状構造とは細胞質に層状のしわがみられることをいう．円形・類円形の細胞では，核を中心とした同心円状の構造を示す．

基準-1 扁平上皮癌細胞

基準-2 扁平上皮細胞

▶層状構造は，角化を示す所見の1つで扁平上皮由来を示唆する．とくに角化傾向の強い扁平上皮癌細胞で認められることが多い．

2—問題編

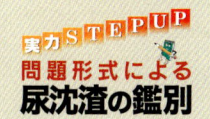

実践！
実力 STEP UP

- Ⅰ．基礎力を確かめる　数は何コ？ ——— 34
- Ⅱ．比較で見る　答えはどっち？
  - 1．無染色 ——— 38
  - 2．S染色 ——— 68
- Ⅲ．総合力を試す　ポイントはどこ？
  - 1．無染色 ——— 98
  - 2．S染色 ——— 108
- Ⅳ．尿沈渣所見から考える　病態は何？ ——— 118

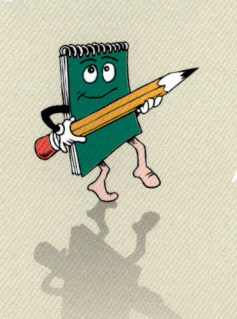

2—問題編

実践！実力 STEP UP

I 基礎力を確かめる 数は何コ？

??? KAZU ???

Q1 a b それぞれに赤血球はいくつ？

ANSWERは A1 →

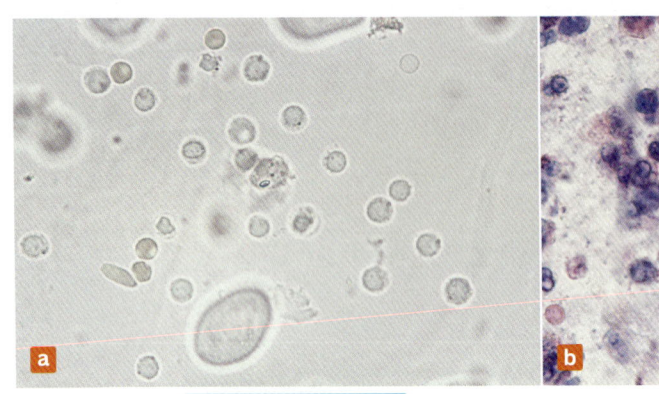

a

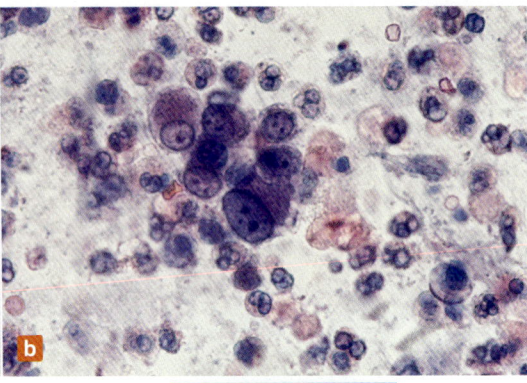

b

KEY POINT
色調
新鮮
崩壊

KEY POINT
染色性
染色態度
新鮮
崩壊

Q2 a b それぞれに赤血球はいくつ？

ANSWERは A2 →

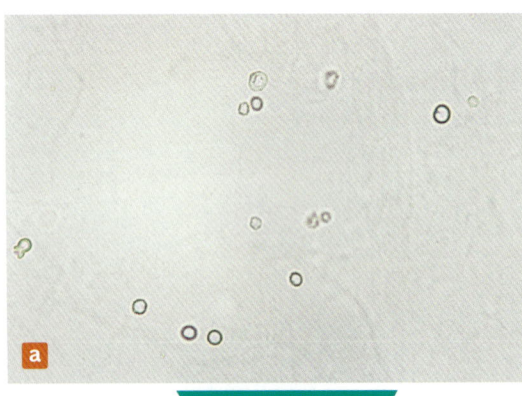

a

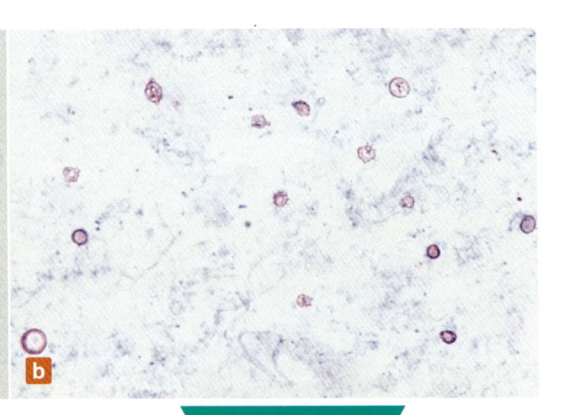

b

KEY POINT
色調
大小不同性
断片
崩壊

KEY POINT
染色性
染色態度
大小不同性
崩壊

A1

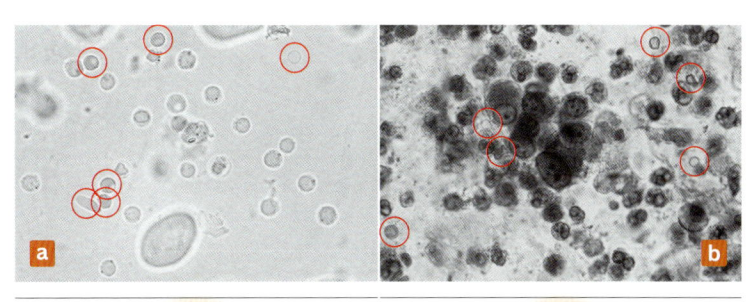

ANSWER
a 6個

ANSWER
b 6個

見るポイント

6個すべてが非糸球体型赤血球と考えられる．新鮮な赤血球はヘモグロビン量が保持され，黄色調を呈する．崩壊状の赤血球は脱ヘモグロビン状となり，リング状の膜成分は灰白色調である．

見るポイント

6個すべてが非糸球体型赤血球と考えられる．新鮮な赤血球は染色性が不良で，染まったとしても淡赤紫色調に染まる程度である．崩壊状の赤血球は染色性が良好で，膜成分は赤紫色調に染め出される．

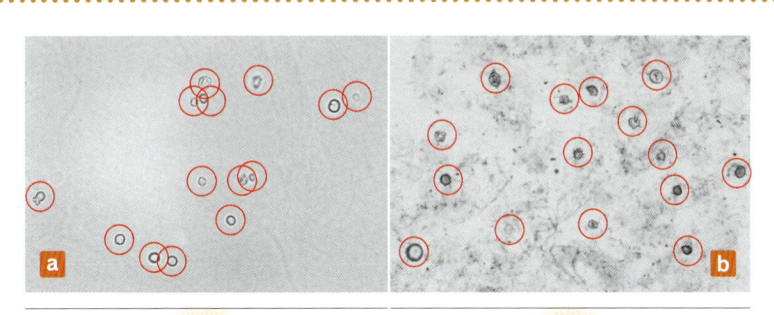

A2

ANSWER
a 14個

ANSWER
b 15個

見るポイント

14個すべてが糸球体型赤血球と考えられる．灰白〜やや黄色調を呈し，脱ヘモグロビン状で大小不同性を示す．大小不同性の主要因は，赤血球が損傷した糸球体基底膜を通過する際に，ねじれまたは破砕により断片が形成されるためと考えられる．断片の大きさが約3μmのものから赤血球として報告されている．

見るポイント

破砕し断片化した崩壊状の糸球体型赤血球は，脱ヘモグロビン状で大小不同性を示し，染色性が良好で膜成分が淡赤紫〜赤紫色調に染め出されている．

Q3 a b それぞれに白血球はいくつ？

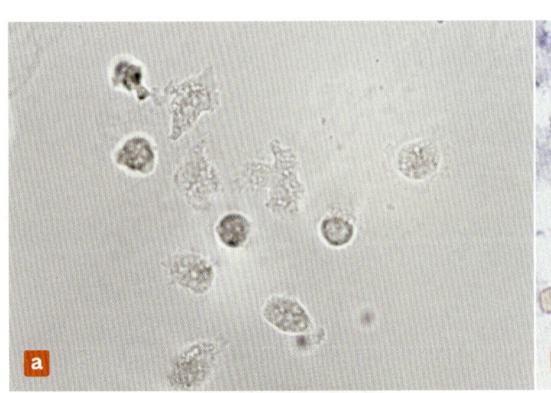

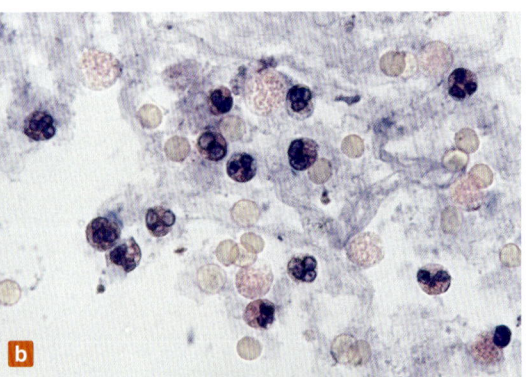

ANSWERは A3 →

a

b

KEY POINT
生細胞
偽足
色調

KEY POINT
染色性
染色態度
生細胞および新鮮細胞
死細胞

Q4 a b それぞれに好酸球はいくつ？

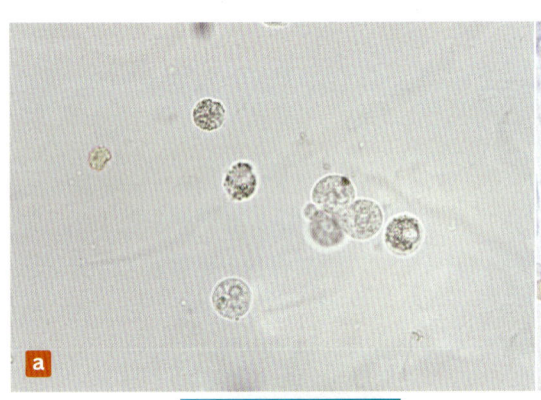

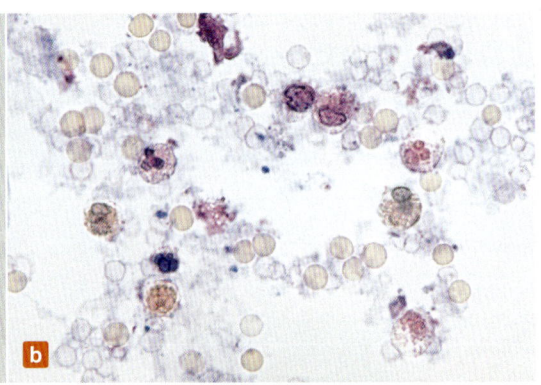

ANSWERは A4 →

a

b

KEY POINT
顆粒成分
色調
顆粒分布
核の位置

KEY POINT
顆粒成分
染色性
染色態度
核所見

STEP UP 1 基礎力を確かめる 数は何コ？

A3

a

b

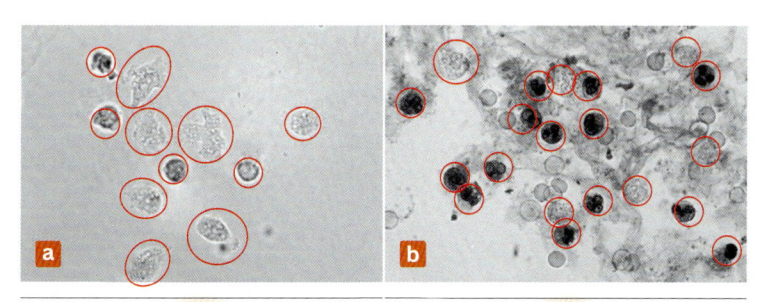

ANSWER
a 11個

ANSWER
b 20個

見るポイント
11個の白血球は，すべてが生きている好中球である．運動の活発な好中球は，スライドガラスにへばりつくように偽足を出して広がり薄くなっている．このような好中球は灰白色調で辺縁構造が極めて不明瞭である．

見るポイント
20個の白血球は，すべてが好中球である．染色性が不良で核が染まらず，細胞質が淡桃色調を呈する6個は，好中球の生細胞および新鮮細胞が考えられる．また，染色性が良好で核が染まり，細胞質が赤紫色調を呈する14個は，好中球の死細胞が考えられる．

A4

好中球

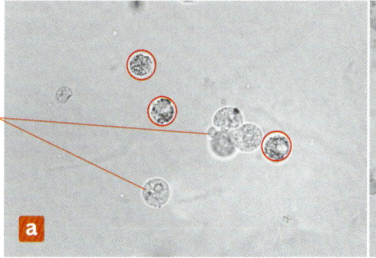

単球
好中球

a

b

ANSWER
a 3個

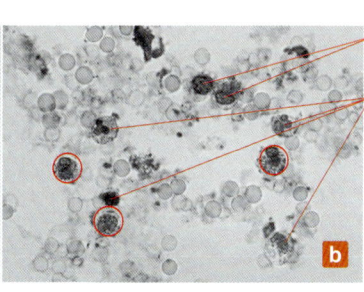

ANSWER
b 3個

見るポイント
好酸球は直径約 0.5μm 前後の球状の好酸性顆粒を有し，色調は光沢のある黒褐色調を呈する．好酸性顆粒は核を除いた細胞全体に分布し，核の位置は無染色でも確認できることが多い．

見るポイント
好酸球の好酸性顆粒は，S染色では不染性で光沢のある黄色調を呈する．核は通常2分葉で，好中球の分葉核と比べて肥大し，丸味を帯びている．

2—問題編

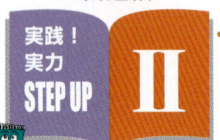

実践！実力 STEP UP

II 比較で見る 答えはどっち？

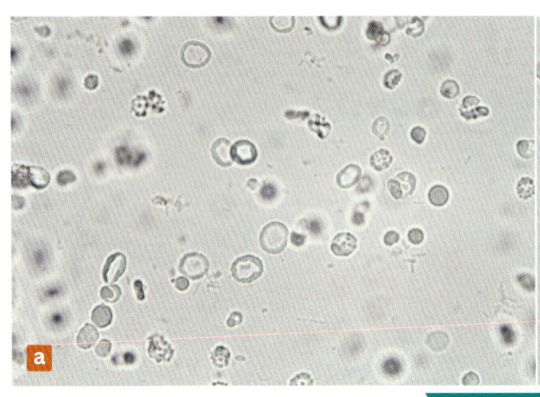

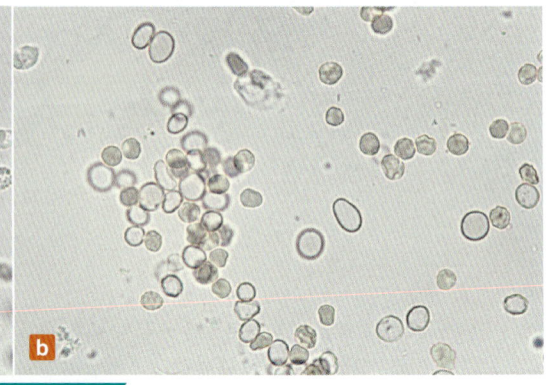

？？？DOTCHI？？？

1. 無色

Q1 どっちが糸球体型赤血球？　　　ANSWERはA1 →

a　　　b

HINT
形態の多彩性？
浸透圧の影響？

Q2 どっちが糸球体型赤血球？　　　ANSWERはA2 →

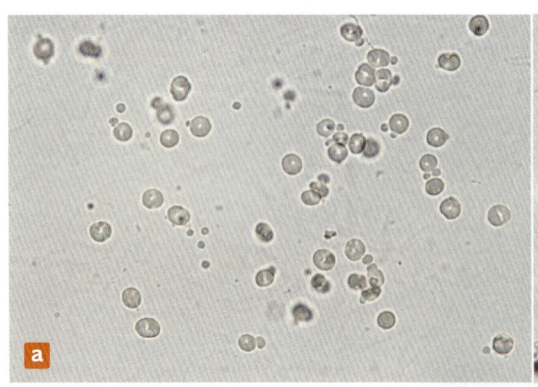

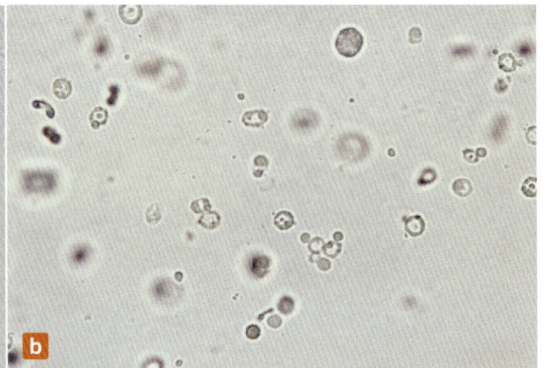

a　　　b

HINT
形態の多彩性？
大小不同性？
浸透圧の影響？

38

A1

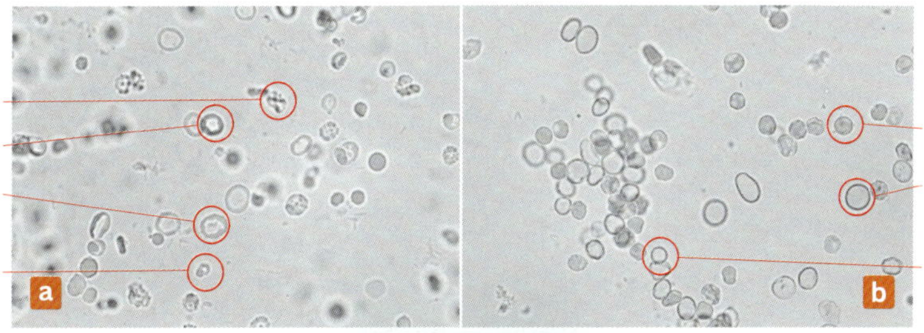

- 萎縮状
- ドーナツ状不均一
- 標的・ドーナツ状不均一
- コブ・ドーナツ状不均一

a

- 球状
- 円盤・膨化状（脱ヘモグロビン状）
- 円盤・膨化状（脱ヘモグロビン状）

b

HINT

| あり | ……形態の多彩性…… | なし |
| さまざま | ……浸透圧の影響…… | 単調 |

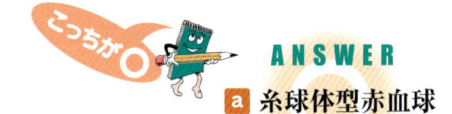

こっちが○

ANSWER
a 糸球体型赤血球

こっちは…

b 非糸球体型赤血球

見るポイント

a **b** とも大小不同性を示すが，**a** の赤血球はドーナツ状不均一，標的・ドーナツ状不均一，コブ・ドーナツ状不均一など多彩な形態が認められる．また，さまざまな浸透圧の影響を受け，膨化状と萎縮状の赤血球が混在してみられる．一方，**b** の赤血球は球状〜膨化状と単調な浸透圧の影響を受け，多彩な形態がみられない．

A2

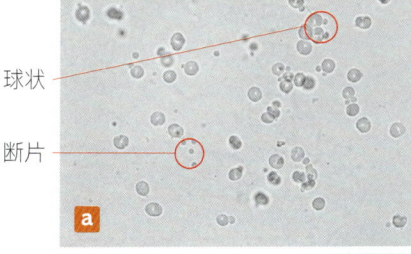

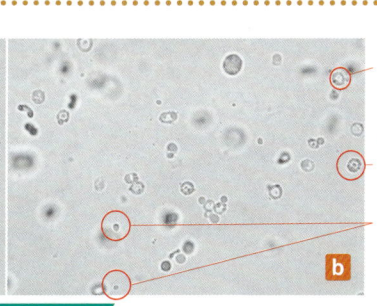

- コブ・球状
- 断片

a

- コブ・ドーナツ状不均一
- 標的・ドーナツ状不均一
- 断片

b

HINT

なし	……形態の多彩性……	あり
弱い	……大小不同性……	強い
単調	……浸透圧の影響……	さまざま

こっちは…

a 非糸球体型赤血球

ANSWER
b 糸球体型赤血球

こっちが○

見るポイント

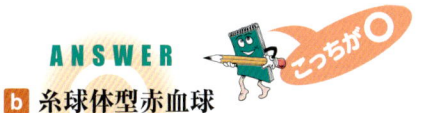

a **b** ともコブ状の赤血球が認められるが，**a** の赤血球は単調な浸透圧の影響を受け，大小不同性が弱く，形態の多彩性もみられない．一方，**b** の赤血球はさまざまな浸透圧の影響がみられ，形態もコブ・ドーナツ状不均一や標的・ドーナツ状不均一など多彩であり，大小不同性も強い．

Q3 どっちが糸球体型赤血球？

ANSWERは A3 →

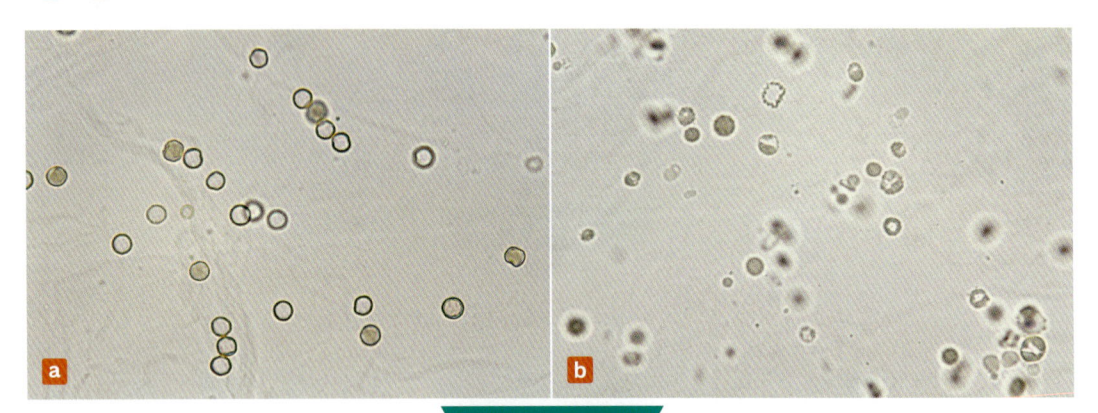

a

b

HINT
形態の多彩性？
大小不同性？

Q4 どっちが糸球体型赤血球？

ANSWERは A4 →

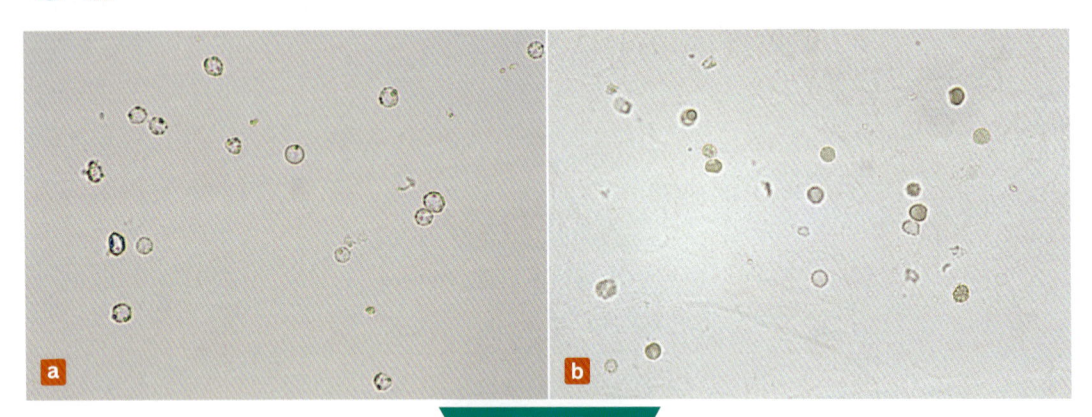

a

b

HINT
形態の多彩性？
大小不同性？
浸透圧の影響？

STEP UP Ⅱ 比較で見る　1. 無染色　答えはどっち？

A3

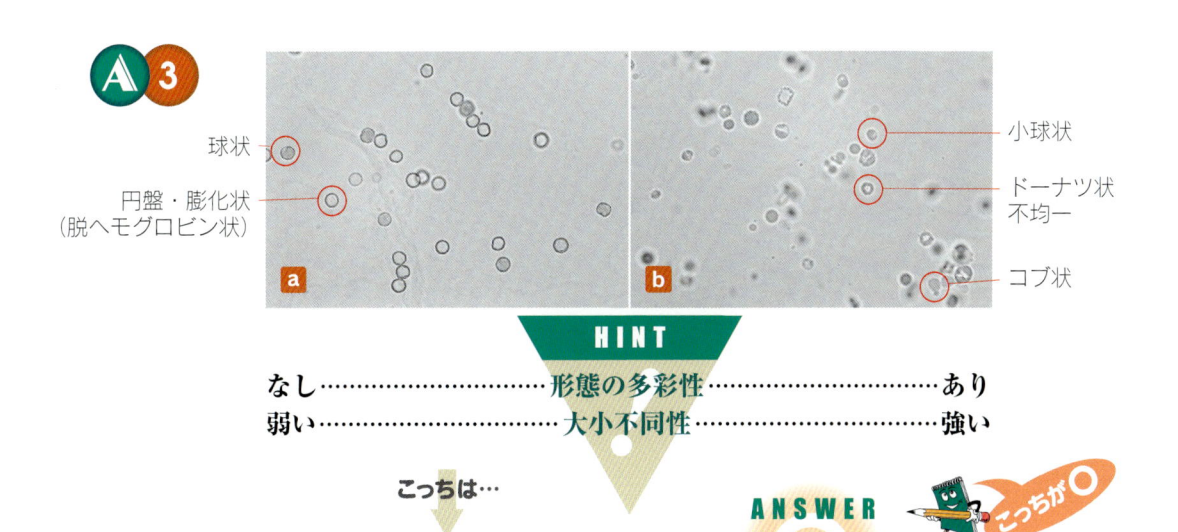

- 球状
- 円盤・膨化状（脱ヘモグロビン状）
- a
- 小球状
- ドーナツ状不均一
- b
- コブ状

HINT

| なし | ……… 形態の多彩性 ……… | あり |
| 弱い | ……… 大小不同性 ……… | 強い |

こっちは…
a 非糸球体型赤血球

ANSWER こっちが○
b 糸球体型赤血球

見るポイント

a の赤血球は形態の多彩性がなく，大小不同性も弱い．一方，**b** の赤血球はドーナツ状不均一やコブ・ドーナツ状不均一など形態の多彩性が一部みられる程度であるが，大小不同性が強く，大部分が糸球体型赤血球である．このように糸球体型赤血球だからといって，すべての赤血球が多彩な形状を示すとは限らない．

A4

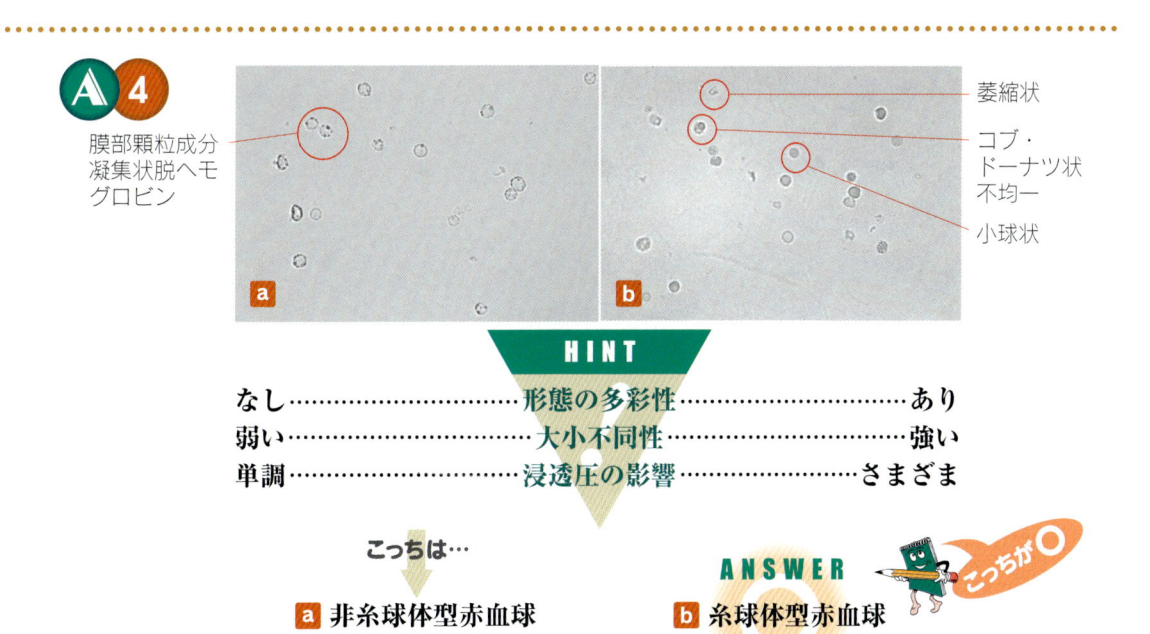

- 膜部顆粒成分凝集状脱ヘモグロビン
- a
- 萎縮状
- コブ・ドーナツ状不均一
- 小球状
- b

HINT

なし	……… 形態の多彩性 ………	あり
弱い	……… 大小不同性 ………	強い
単調	……… 浸透圧の影響 ………	さまざま

こっちは…
a 非糸球体型赤血球

ANSWER こっちが○
b 糸球体型赤血球

見るポイント

a は前立腺生検後 7 日目の尿中に認められた赤血球である．前立腺生検後の尿中には，膜辺縁にヘモグロビンが凝集した膜部顆粒成分凝集状脱ヘモグロビン赤血球が認められることが多い．一見，糸球体型赤血球に類似するが形態の多彩性がなく，浸透圧の影響も単調である．

Q5 どっちが単球?

ANSWERは A5 →

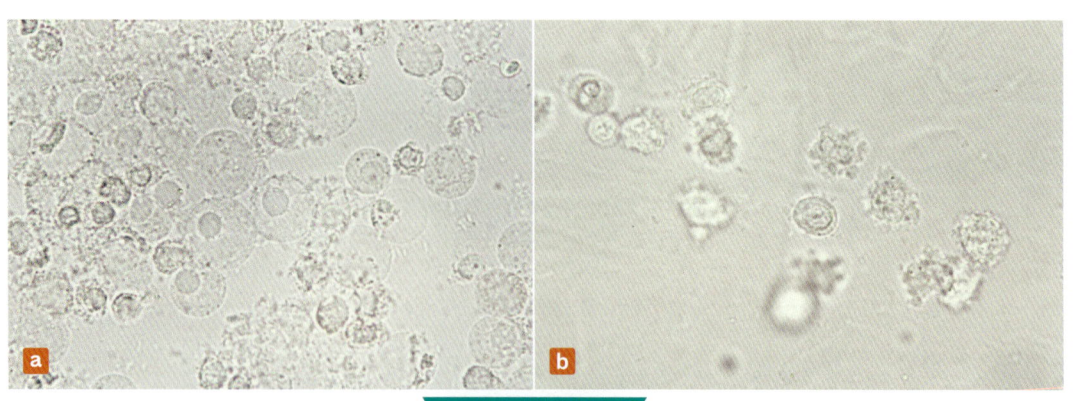

a

b

HINT
表面構造?
辺縁構造?
核形?

Q6 どっちに好酸球がみられる?

ANSWERは A6 →

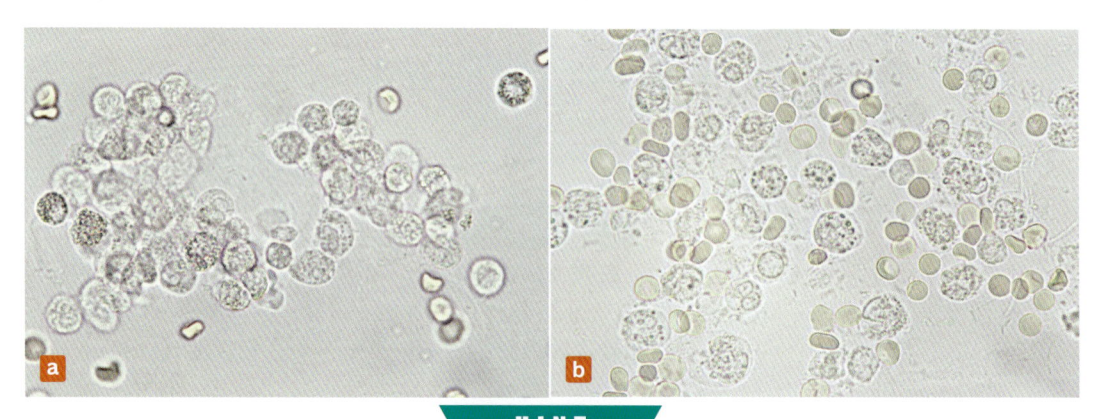

a

b

HINT
顆粒の大きさ?
顆粒の分布?

STEP UP II 比較で見る　1.無染色　答えはどっち？

A5

[核形]
円形・類円形状
単核様

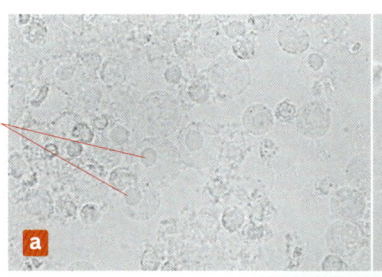

[核形]
くびれ状

[核形]
切れ込み状

HINT

微細顆粒状	…… 表面構造 ……	綿菓子状
曲線状で明瞭	…… 辺縁構造 ……	鋸歯状で不明瞭
円形・類円形状	…… 核形 ……	切れ込み状

こっちは…
a 好中球（死細胞）

ANSWER こっちが○
b 単球（生細胞）

見るポイント　aの白血球は単核様にみえるが，表面構造が微細顆粒状を示しており，好中球と判定される．このような好中球は一度高浸透圧尿の影響を受けて萎縮状となり，その後低浸透圧尿の影響を受けて膨化状を示したものと考えられる．高浸透圧尿の影響で分葉状の核がほぼ中央に凝集し，それが低浸透圧尿の影響で融合状に変性したために単核様にみえている．

A6

好酸球

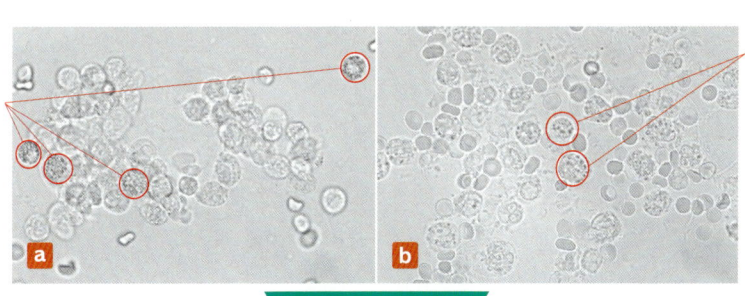

脂肪顆粒を貪食した好中球

HINT

| 小さく揃っている | ……… 顆粒の大きさ ……… | 不揃い |
| 抜けてみえるところ以外は均等に分布 | ……… 顆粒の分布 ……… | 顆粒成分少なく粗で不規則に分布 |

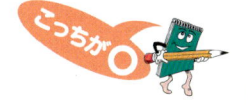

こっちが○ ANSWER
a 好酸球

こっちは…
b 脂肪顆粒を貪食した好中球

見るポイント　aにみられる好酸球の好酸性顆粒は，核以外の細胞質にほぼ均等に分布しており，核の部分は明るく抜けてみえる．

2—問題編　実践！実力 STEP UP

Q7 どっちが腟トリコモナス？

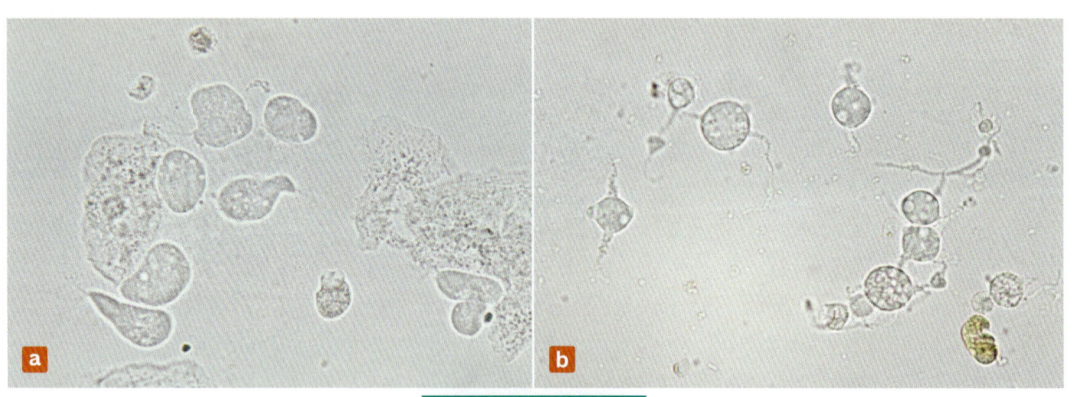

ANSWERは A7 →

a　　　　　　　　　　b

HINT
形状？

Q8 どっちが尿細管上皮細胞？

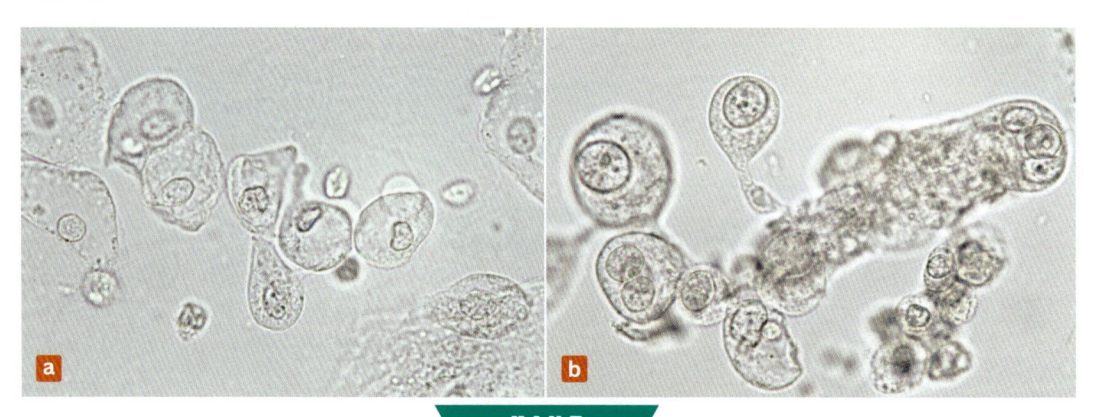

ANSWERは A8 →

a　　　　　　　　　　b

HINT
色調？
表面構造？
核所見？

STEP UP II 比較で見る　1. 無染色　答えはどっち？

A7

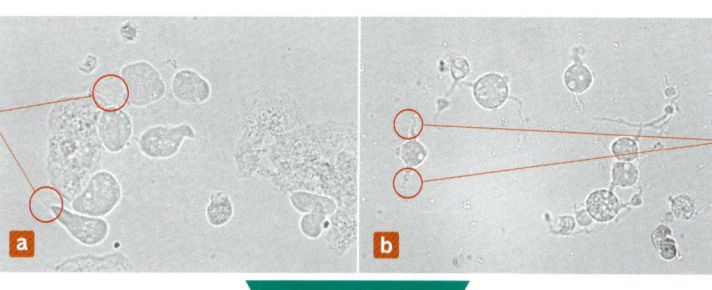

細い成分（鞭毛）　　　　　　　　　　　　　　　　　　　　突起成分

a　　　　　　　　　　　　b

HINT　形状

一端から数本の細い成分　　　　　　　　　　　　　ほぼ対称に明瞭な突起成分

ANSWER

こっちが◎　a 腟トリコモナス

こっちは…　b 変形細菌（桿菌）

見るポイント　a の腟トリコモナスは4本の前鞭毛を有する．鞭毛の動きが活発な場合，4本すべてを確認することは困難である．b は β-ラクタム系抗生剤投与後の尿中に認められた変形細菌である．このような変形細菌は抗生剤による細菌の細胞壁合成阻害によって生じる．

A8

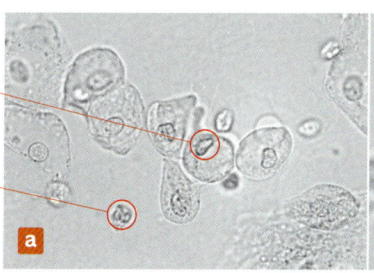

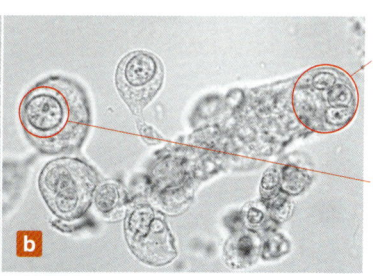

[核所見] 白血球大，萎縮状　　　　　　　　　　　　　　　　　　　　3核

白血球　　　　　　　　　　　　　　　　　　　　　　　　[核所見] 核膨化状，核小体軽度肥大

a　　　　　　　　　　　　b

HINT

灰白色調	色調	やや黄色調
ほぼ均質状	表面構造	微細顆粒状
単核で白血球大，主に萎縮状	核所見	1〜3核で白血球大〜2倍大，膨化状で軽度の核小体肥大

こっちは…　a 扁平上皮細胞（萎縮型）

ANSWER　こっちが◎　b 尿細管上皮細胞

見るポイント　a は深層型の扁平上皮細胞であるが細胞質が薄い．このような扁平上皮細胞は萎縮型といわれ，エストロゲン分泌が乏しい閉経後期に認められる．b は再生性の尿細管上皮細胞が考えられ，核は膨化状で丸く軽度の核小体肥大を示している．

Q9 どっちが大食細胞円柱？

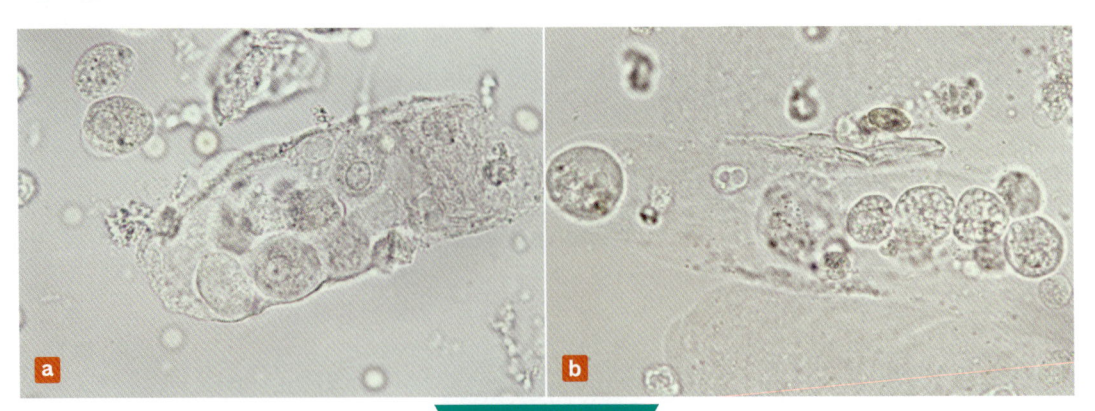

ANSWERは A9 →

a

b

HINT
表面構造？
辺縁構造？
透明感？

Q10 どっちが尿細管上皮細胞？

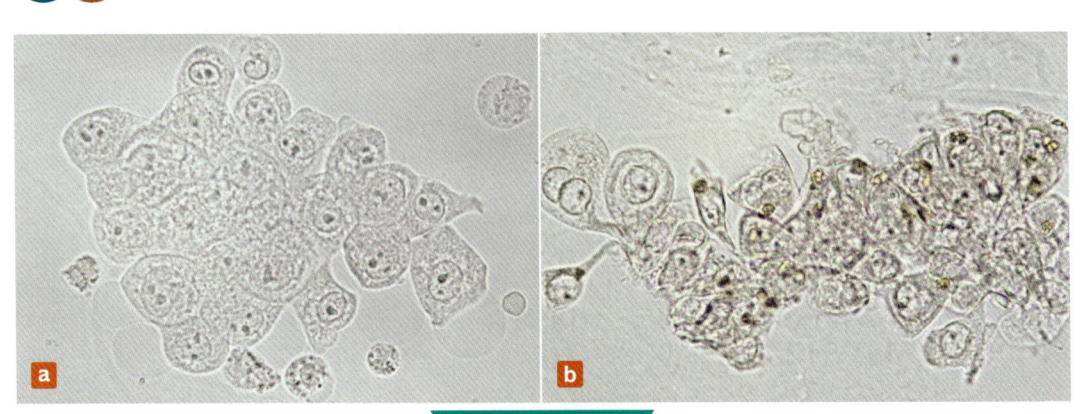

ANSWERは A10 →

a

b

HINT
表面構造？
辺縁構造？
リポフスチン顆粒？

STEP UP II 比較で見る 1. 無染色 答えはどっち？

A9

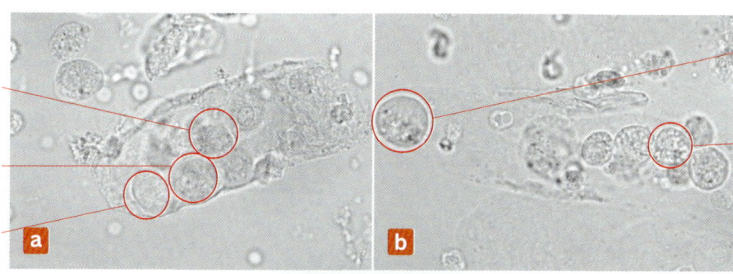

黒っぽい顆粒は脂肪顆粒

[表面構造] 綿菓子状

尿細管上皮細胞

a　　b

[表面構造] 均質状

[表面構造] 空胞状

HINT

綿菓子状	表面構造	均質状，空胞状
多くは曲線状で不明瞭	辺縁構造	曲線状で明瞭
強い	透明感	なし

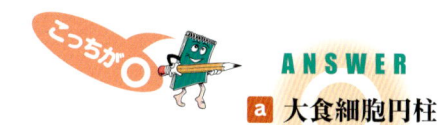

こっちが○
ANSWER
a 大食細胞円柱

こっちは…
b 上皮円柱

見るポイント　大食細胞が円形・類円形状を示した場合は，中〜深層型の扁平上皮細胞や円形・類円形型の尿細管上皮細胞などとの鑑別が必要となる．しかし，このような大食細胞は透明感が強く，表面構造は綿菓子状，辺縁構造は曲線状で不明瞭のことが多い．

A10

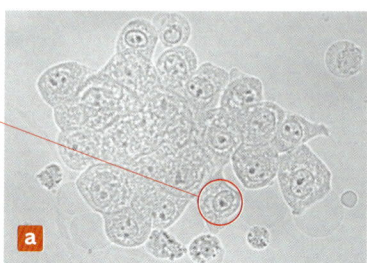

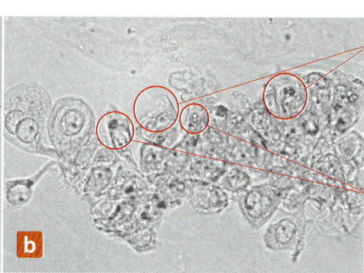

[辺縁構造] 角状明瞭

a　　b

[辺縁構造] 角状不明瞭

リポフスチン顆粒

HINT

漆喰状	表面構造	微細顆粒状
角状で明瞭	辺縁構造	角状で明瞭・不明瞭
なし	リポフスチン顆粒	あり

こっちは…
a 尿路上皮細胞

こっちが○
ANSWER
b 尿細管上皮細胞

見るポイント　褐色調を呈するリポフスチン顆粒は，特殊型の尿細管上皮細胞に認められることが多い．尿路上皮細胞や円柱上皮細胞などでも認められるが，その出現頻度は少なく顆粒の大きさも小さい．

Q11 円柱内の細胞，どっちが尿細管上皮細胞？

ANSWERは A11 →

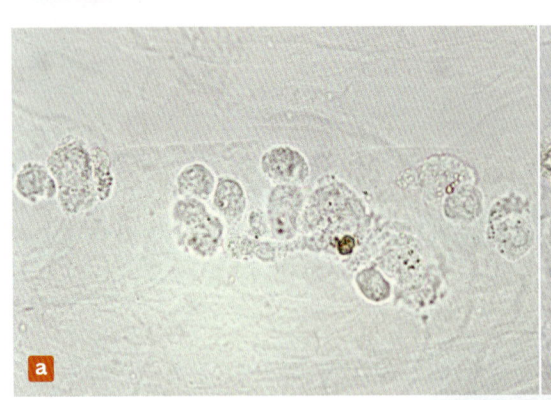

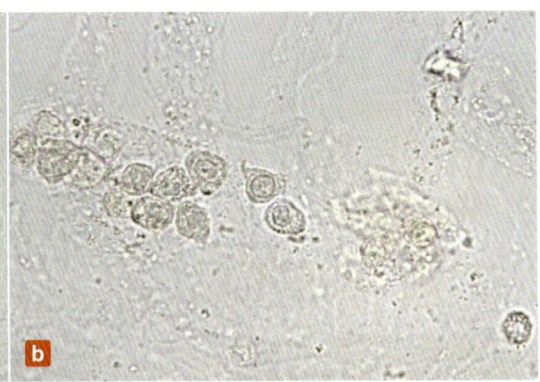

a

b

HINT
色調？
表面構造？
辺縁構造？

Q12 どっちが尿路上皮細胞？

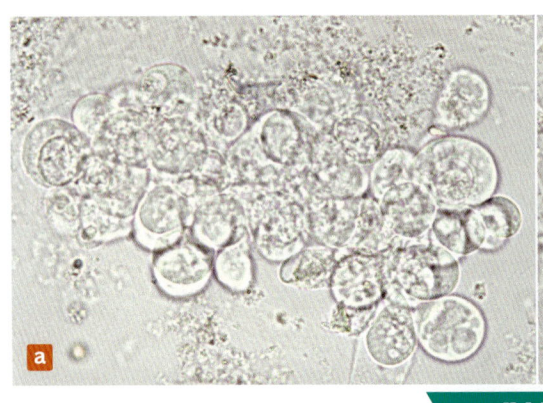

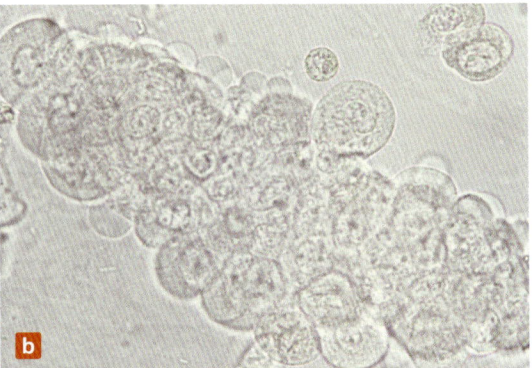

ANSWERは A12 →

a

b

HINT
表面構造？
細胞配列？

STEP UP II 比較で見る　1.無染色　答えはどっち？

A11

- 円柱（基質）
- 脂肪顆粒
- 異物
- 核

a / b

核

HINT

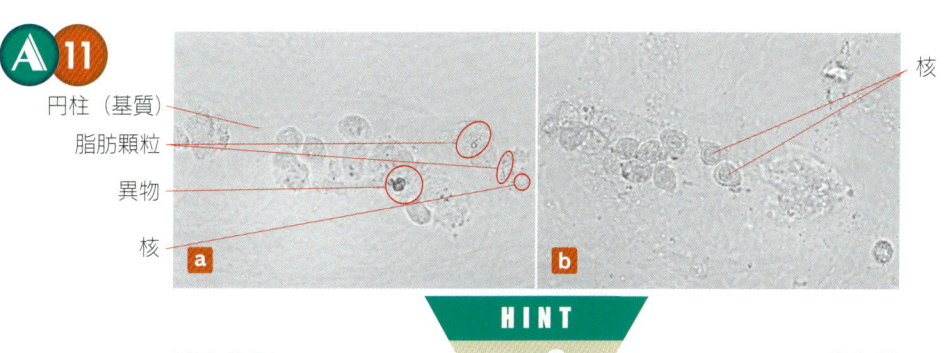

灰白色調	…………… 色調 ……………	黄色調
綿菓子状	…………… 表面構造 ……………	微細顆粒状
鋸歯状で不明瞭	…………… 辺縁構造 ……………	角状で明瞭

こっちは…
a 単球・大食細胞

ANSWER　こっちが〇
b 尿細管上皮細胞

見るポイント　a に示す円柱内の単球・大食細胞は，上記の特徴から生細胞および新鮮細胞が考えられる．細胞質内には貪食した脂肪顆粒や異物が認められる．

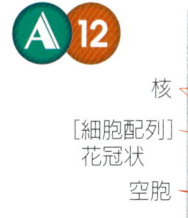

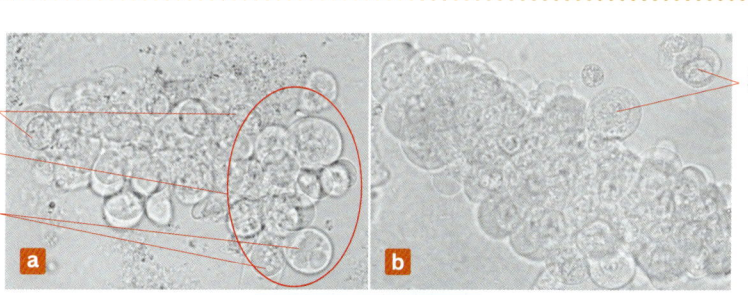

A12

- 核
- [細胞配列] 花冠状
- 空胞

a / b

核

HINT

均質状	…………… 表面構造 ……………	漆喰状，均質状
（一部空胞化を伴う）		
一部花冠状	…………… 細胞配列 ……………	乳頭状

こっちは…
a 尿細管上皮細胞

ANSWER　こっちが〇
b 尿路上皮細胞
（新鮮細胞）

見るポイント　a の集塊を構成する細胞は，円形・類円形状で，再生性の尿細管上皮細胞が考えられる．花冠状配列を示し，細胞質内には空胞化を伴う．b の集塊を構成する尿路上皮細胞は，結合性が強く，灰色調で，新鮮細胞が考えられる．新鮮な尿路上皮細胞はウロクロムなどの尿中色素の沈着が少なく，灰色調を呈することが多い．

2—問題編　実践！実力 STEP UP

Q13 どっちが尿路上皮細胞？

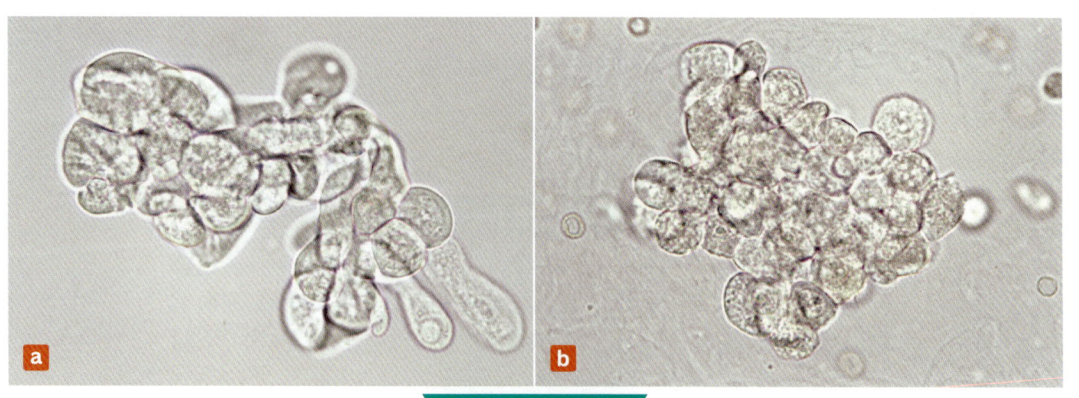

ANSWERは A13 →

a

b

HINT
色調？
表面構造？

Q14 どっちが尿路上皮細胞？

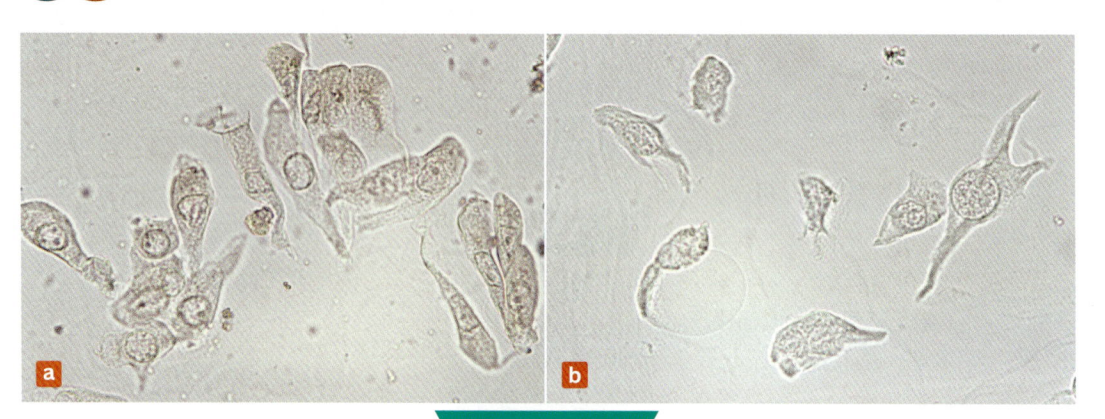

ANSWERは A14 →

a

b

HINT
色調？
表面構造？

50

STEP UP II 比較で見る　1. 無染色　答えはどっち？

A13

ひだ状・くぼみ状

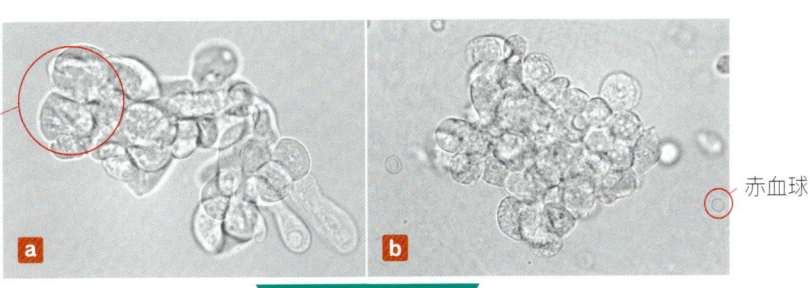

赤血球

a　b

HINT

灰色調 ·················· 色調 ·················· 黄色調
均質状, 一部ひだ状・くぼみ状 ·········· 表面構造 ·················· 漆喰状

こっちは…
a 扁平上皮細胞

ANSWER こっちが◯
b 尿路上皮細胞

見るポイント　ひだ状やくぼみ状の表面構造は主に中〜深層型の扁平上皮細胞にみられる．まれに表層型の尿路上皮細胞にみられることもあるが，中〜深層型の尿路上皮細胞が示すことはない．

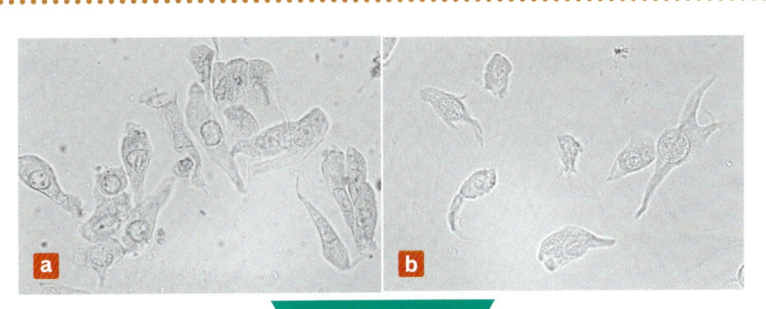

A14

a　b

HINT

黄色調 ·················· 色調 ·················· やや黄色調
漆喰状 ·················· 表面構造 ·················· 微細顆粒状

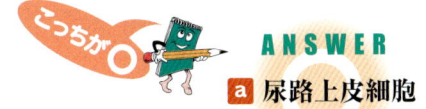

こっちが◯
ANSWER
a 尿路上皮細胞

こっちは…
b 尿細管上皮細胞
（洋梨・紡錘型）

見るポイント　洋梨・紡錘型の尿細管上皮細胞は表面構造が微細顆粒状のため，漆喰状を示す尿路上皮細胞と比べてウロクロムなどの尿中色素の沈着が少なく，弱い黄色調を呈する．

Q15 どっちが扁平上皮細胞？

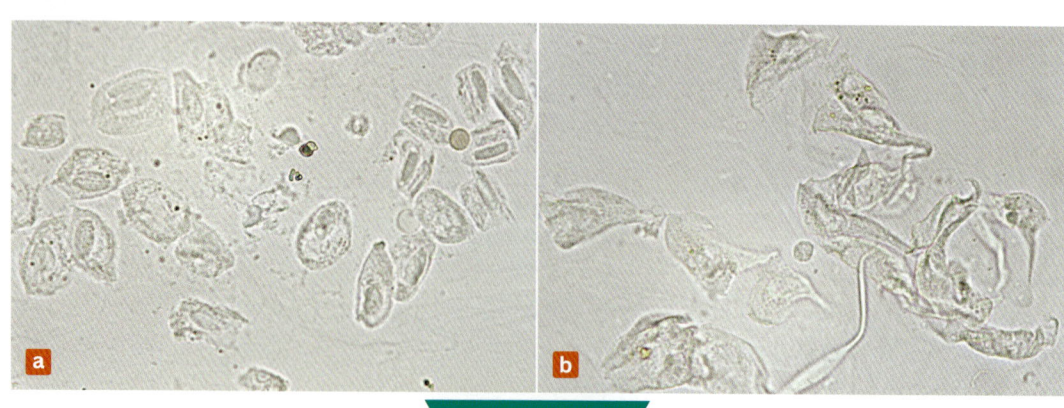

ANSWERは A15

a

b

HINT
色調？
表面構造？
辺縁構造？

Q16 どっちが卵円形脂肪体？

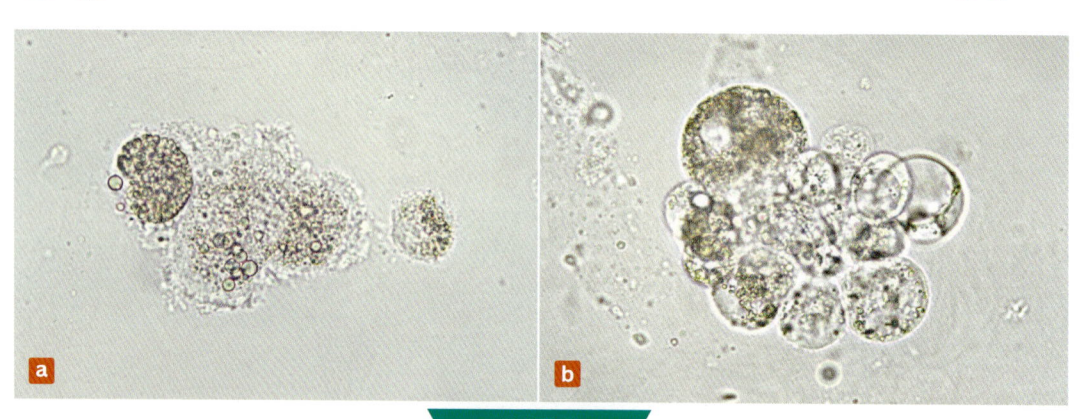

ANSWERは A16

a

b

HINT
細胞境界？
辺縁構造？

STEP UP Ⅱ 比較で見る　1. 無染色　答えはどっち？

A 15

核の周囲は明るく抜けてみえる

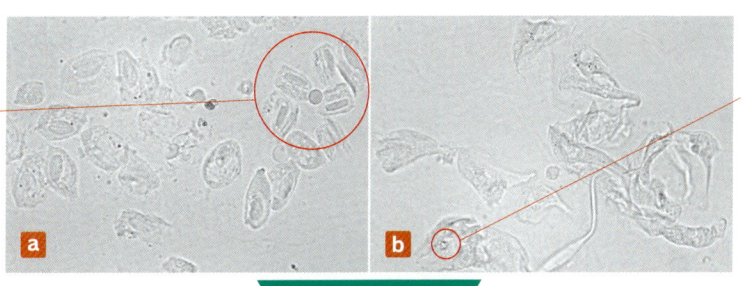

リポフスチン顆粒

a

b

HINT

灰色調	……… 色調 ………	やや黄色調
均質状	……… 表面構造 ………	微細顆粒状
角状で明瞭	……… 辺縁構造 ………	角状で不明瞭

こっちが○

ANSWER

a 扁平上皮細胞
（錯角化型）

こっちは…

b 尿細管上皮細胞
（洋梨・紡錘型）

見るポイント a の錯角化とは，組織学的に小型の扁平上皮細胞が表層部分で角化していることをいう．核は濃縮状で核周囲の細胞質は明るく抜けてみえる．

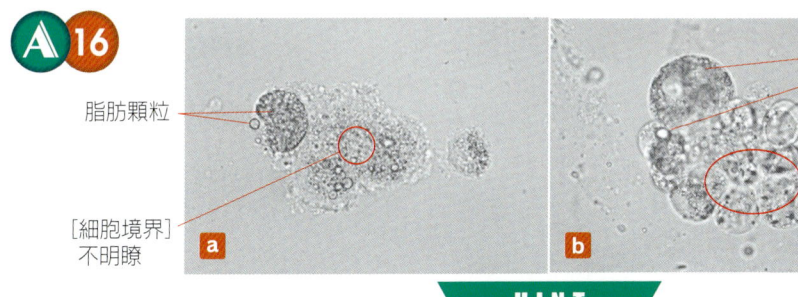

A 16

脂肪顆粒

[細胞境界]
不明瞭

a

脂肪顆粒

変性空胞

[細胞境界]
明瞭

b

HINT

| 不明瞭 | ……… 細胞境界 ……… | 明瞭 |
| 鋸歯状で不明瞭 | ……… 辺縁構造 ……… | 曲線状で明瞭 |

こっちは…

a 大食細胞

ANSWER

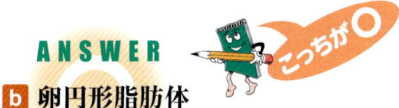

b 卵円形脂肪体

こっちが○

見るポイント a の大食細胞は生細胞で偽足を出しているため，細胞境界，辺縁構造ともに不明瞭である． b の尿細管上皮由来である卵円形脂肪体は，辺縁構造や細胞境界が明瞭で，上皮性の結合を示している．

Q17 どっちが円柱上皮細胞？

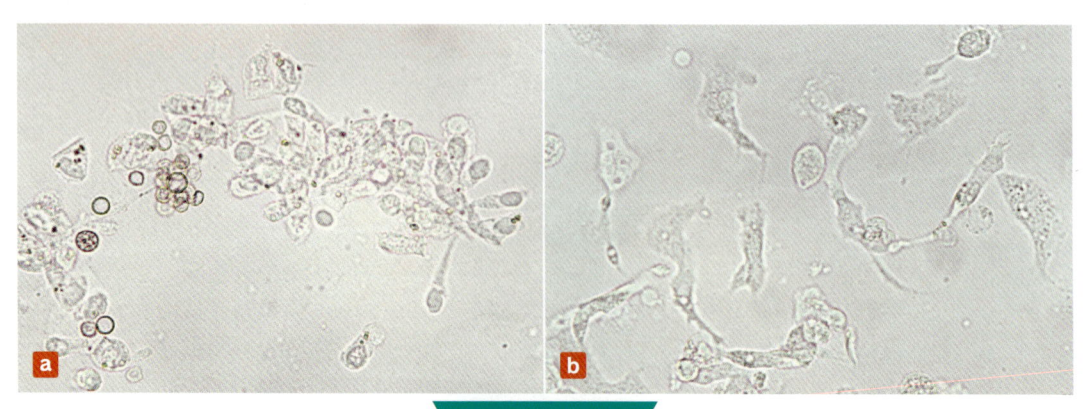

ANSWERは A17 →

a

b

HINT
表面構造？
辺縁構造？

Q18 どっちが円柱上皮細胞？

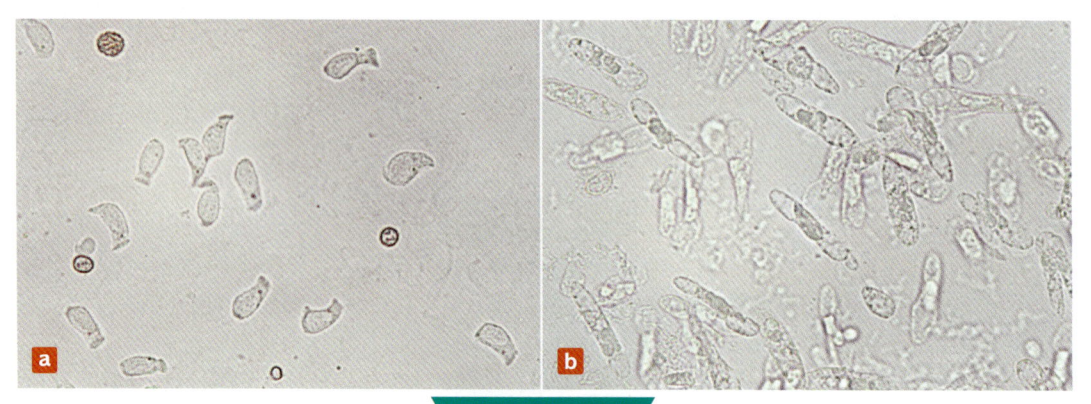

ANSWERは A18 →

a

b

HINT
辺縁構造？
核所見？

A17

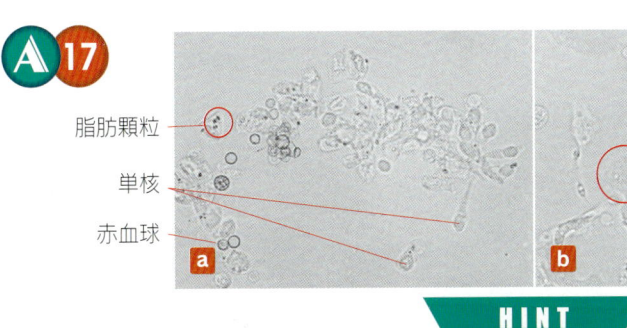

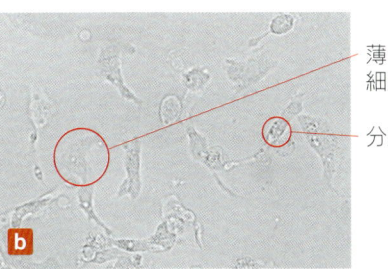

脂肪顆粒
単核
赤血球

薄く広がった細胞質
分葉核

HINT

均質状 ……………… 表面構造 ……………… 微細顆粒状
明瞭 ………………… 辺縁構造 ……………… 不明瞭

こっちが◯

ANSWER
a 円柱上皮細胞（前立腺由来）

こっちは…
b 好中球（生細胞）

見るポイント bのように，好中球の生細胞は偽足を出してさまざまな形状を示す．このように円柱状に広がった場合には円柱上皮細胞との鑑別が必要となる．しかし，好中球の生細胞は細胞容積・密度がほぼ一定であることから，偽足を出して伸展した場合は細胞が非常に薄くなり，辺縁構造もきわめて不明瞭となる．

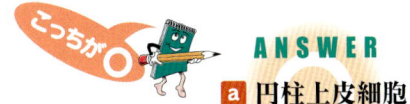

A18

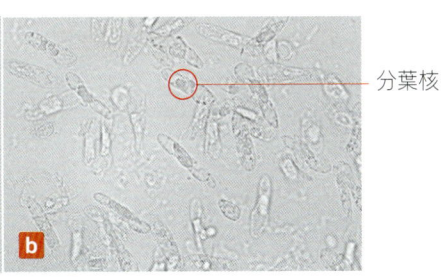

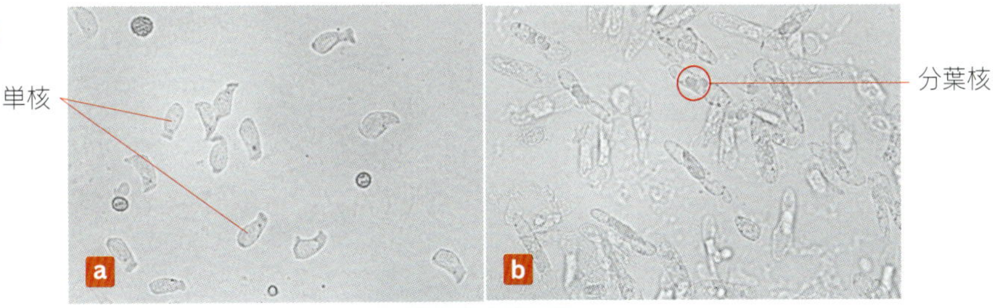

単核
分葉核

HINT

角状で明瞭 ……………… 辺縁構造 ……………… 曲線状で明瞭
単核 …………………… 核所見 ………………… 分葉核

こっちが◯

ANSWER
a 円柱上皮細胞（前立腺由来）

こっちは…
b 好中球（死細胞）

見るポイント aに示す細胞は小型で白血球との鑑別が必要となるが，短冊状を示し辺縁構造が角状で明瞭のことから円柱上皮細胞と判定される．bの好中球は粘液にからまり伸びた状態で崩壊した死細胞が考えられる．一見，円柱上皮細胞に類似するが，分葉核であり容易に円柱上皮細胞を否定することができる．

2—問題編　実践！実力 STEP UP

Q19 どっちが尿路上皮細胞？

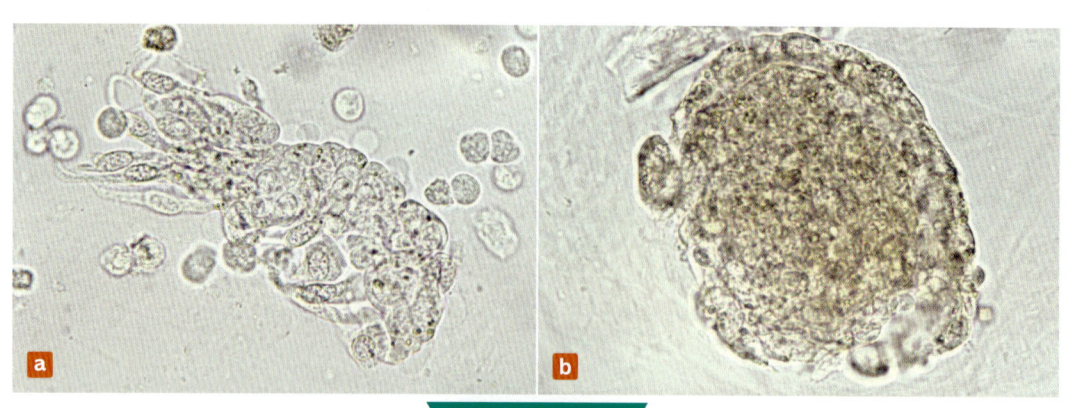

ANSWERは A19

a　　　b

HINT
表面構造？
細胞配列？

Q20 どっちが円柱上皮細胞？

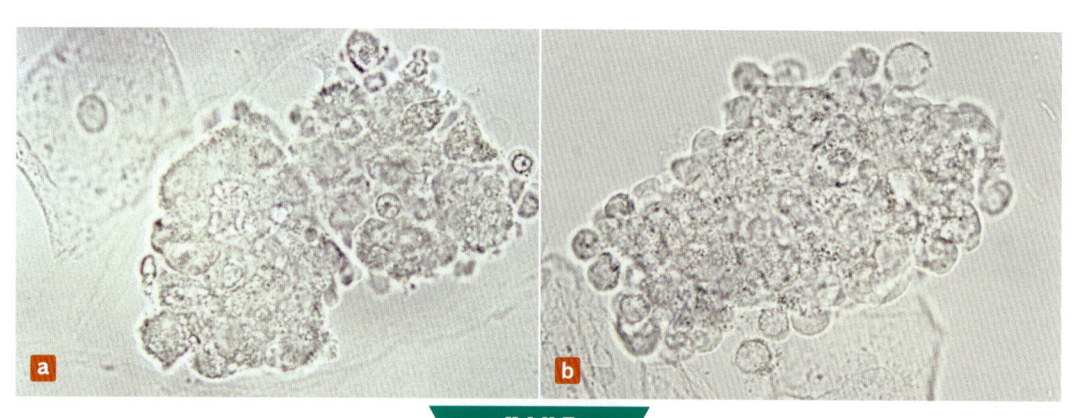

ANSWERは A20

a　　　b

HINT
表面構造？
辺縁構造？

STEP UP II 比較で見る　1. 無染色　答えはどっち?

A19

基底細胞寄りの中層細胞

表層への分化傾向を示す中層細胞

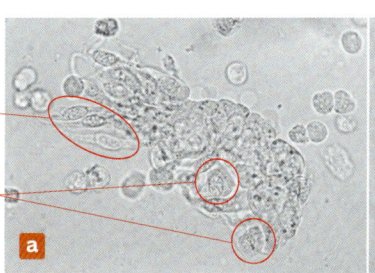

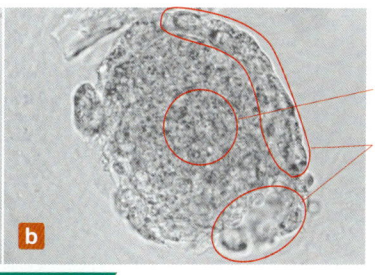

間質細胞

内膜上皮細胞

HINT

漆喰状 ……………………… 表面構造 ……………………… 微細顆粒状
多列上皮様 ………………… 細胞配列 ……………………… ドーナツ状

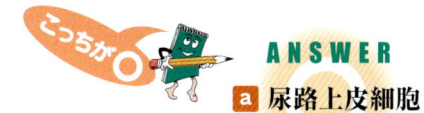

こっちが ○　**ANSWER**
a 尿路上皮細胞

こっちは…
b 円柱上皮細胞
（子宮内膜由来）

見るポイント　**a**のように尿路上皮の中層細胞は円柱状を示すが，集塊状に出現した場合には表層への分化傾向を示す細胞と結合してみられることが多い．**b**のようなドーナツ状の細胞集塊はエキソダス（脱出：exodus）とよばれる子宮内膜細胞で，中央の間質細胞を取り巻くように内膜上皮細胞がみられる．

A20

扁平上皮細胞
[表面構造] 綿菓子状
[辺縁構造] 鋸歯状不明瞭

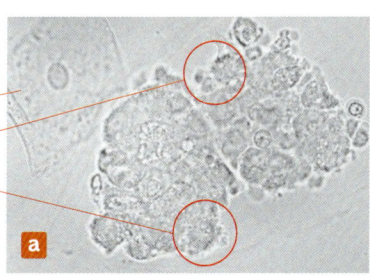

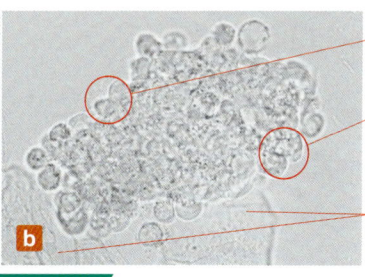

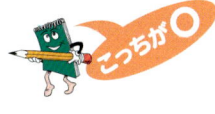

[表面構造] 均質状
[辺縁構造] 曲線状明瞭
扁平上皮細胞

HINT

綿菓子状 …………………… 表面構造 ……………………… 均質状
鋸歯状で不明瞭 …………… 辺縁構造 ……………………… 曲線状で明瞭

こっちは…
a 単球・大食細胞

ANSWER　こっちが ○
b 円柱上皮細胞
（子宮内膜由来）

見るポイント　**a**の単球・大食細胞集塊と**b**の円柱上皮細胞集塊とは，細胞の大きさや色調，透明感などが類似し，一見，同一細胞のようにみえる．しかし，表面構造や辺縁構造を観察することによって鑑別することができる．

2—問題編　実践！実力 STEP UP

Q21 どっちが尿路上皮細胞？

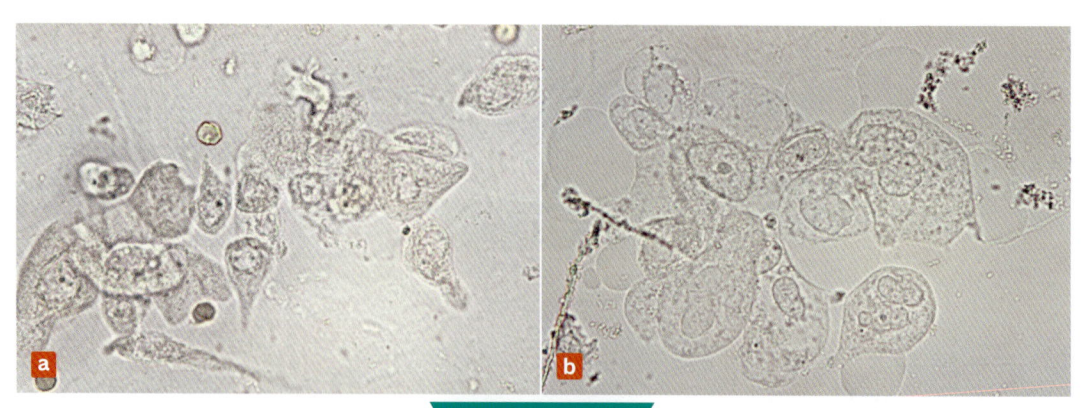

ANSWERは A21 →

a　　　　　　　　　　　　b

HINT
表面構造？
核所見？

Q22 どっちが大食細胞？

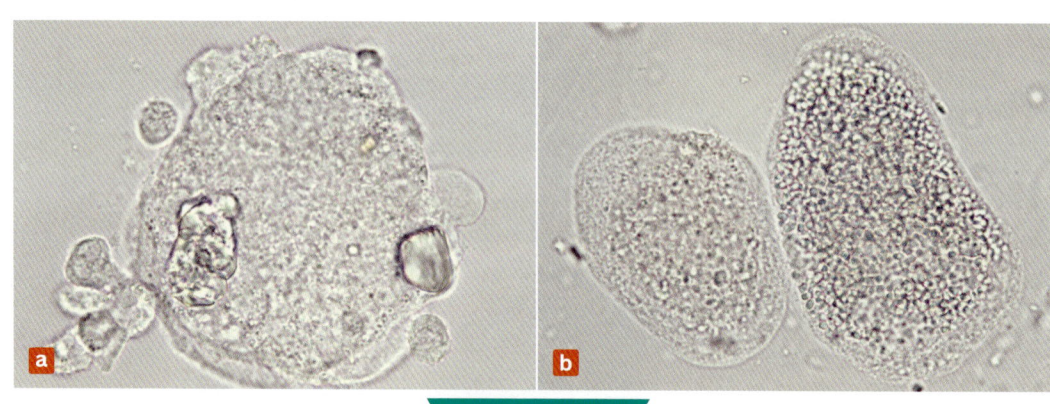

ANSWERは A22 →

a　　　　　　　　　　　　b

HINT
表面構造？
辺縁構造？
異物？

STEP UP II　比較で見る　1. 無染色　答えはどっち？

A21

表層細胞 — a

[核所見] 核増大，核小体肥大 — b

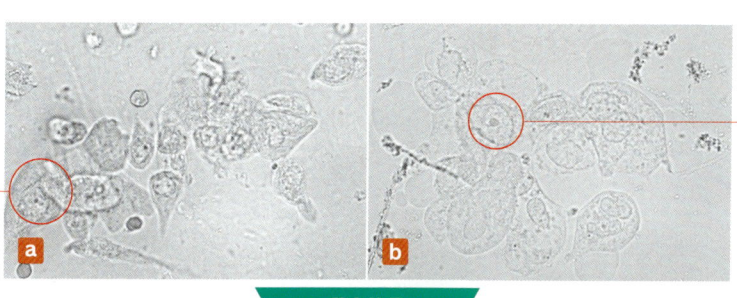

HINT

| 漆喰状 | 表面構造 | 顆粒成分不規則分布状 |
| 核の大小不同性弱い | 核所見 | 核の大小不同性強く，明らかな核増大，核小体肥大を示すものあり |

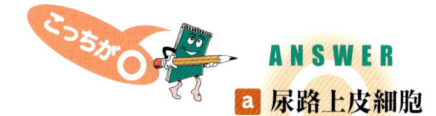

こっちが○
ANSWER
a 尿路上皮細胞

こっちは…
b 扁平上皮癌細胞

見るポイント　aは新鮮な尿路上皮細胞で，ウロクロムなどの尿中色素の沈着が少なく，淡黄色調を呈している．bは表面構造が顆粒成分不規則分布状を呈していることから，角化傾向の強い扁平上皮細胞が示唆され，核異型を伴っていることから悪性が考えられる．

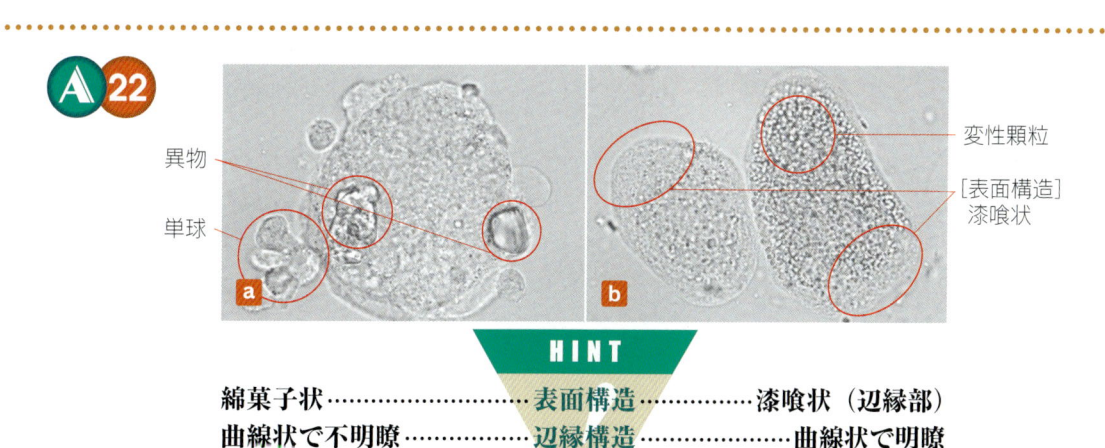

A22

異物
単球
a

変性顆粒
[表面構造] 漆喰状
b

HINT

綿菓子状	表面構造	漆喰状（辺縁部）
曲線状で不明瞭	辺縁構造	曲線状で明瞭
あり	異物	なし

こっちが○
ANSWER
a 大食細胞

こっちは…
b 尿路上皮細胞

見るポイント　aは大型の大食細胞で異物を貪食している．bの2個の大型細胞は尿路上皮細胞で，とくに右側の細胞は細胞全体が不明な変性顆粒で占められている．このような場合は変性顆粒の少ない部分を見つけ出して判定する．

2—問題編　実践！実力 STEP UP

Q23 どっちが大食細胞？

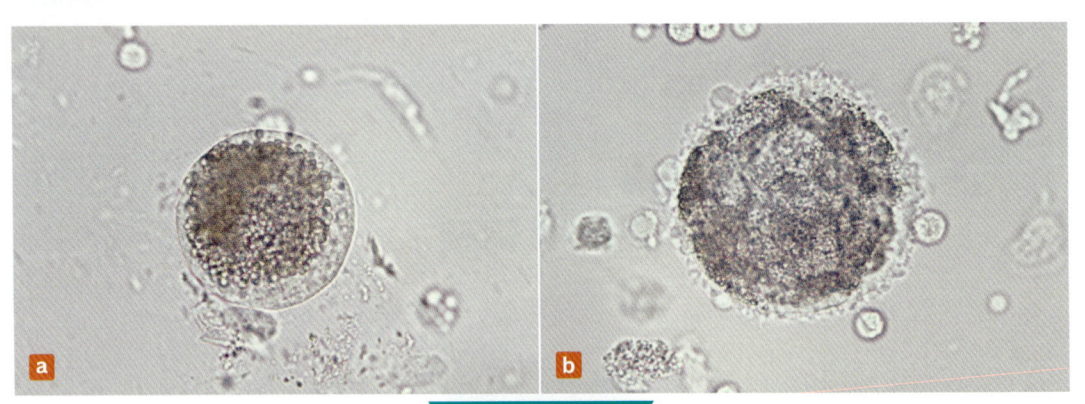

ANSWERは A23

a　　　　　　　　　　b

HINT
表面構造？
辺縁構造？

Q24 どっちが尿路上皮癌細胞？

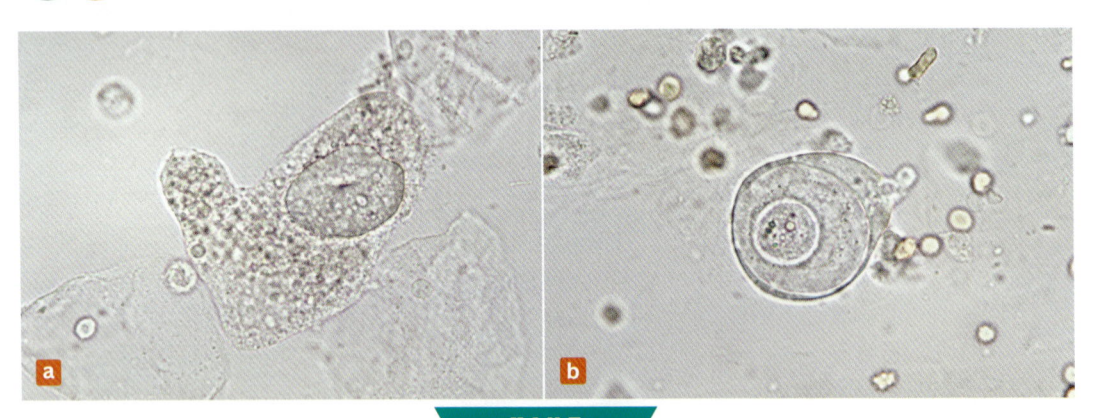

ANSWERは A24

a　　　　　　　　　　b

HINT
特殊な構造・成分？

STEP UP II 比較で見る　1. 無染色　答えはどっち？

A23

脂肪顆粒

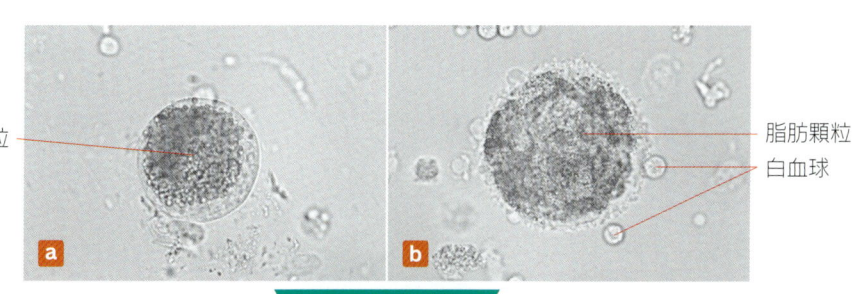

脂肪顆粒
白血球

a　　　b

HINT

ほぼ均質状 …………… 表面構造 …………… 綿菓子状
（脂肪顆粒を除いた部分）　　　　　　　　（脂肪顆粒を除いた部分）
曲線状で明瞭 …………… 辺縁構造 …………… 鋸歯状で不明瞭

こっちは…

ANSWER こっちが○

a 腺癌細胞
（卵巣癌の尿路転移）

b 大食細胞

見るポイント　aのような脂肪化の強い上皮系の大型細胞は，卵円形脂肪体または腺癌細胞が考えられる．尿蛋白（−）〜（±），脂肪円柱（−）の場合は卵円形脂肪体の可能性は低く，腺癌細胞が疑われる．また，大型で脂肪化の強い尿路原発の腺癌細胞は，第一に腎細胞癌が疑われる．

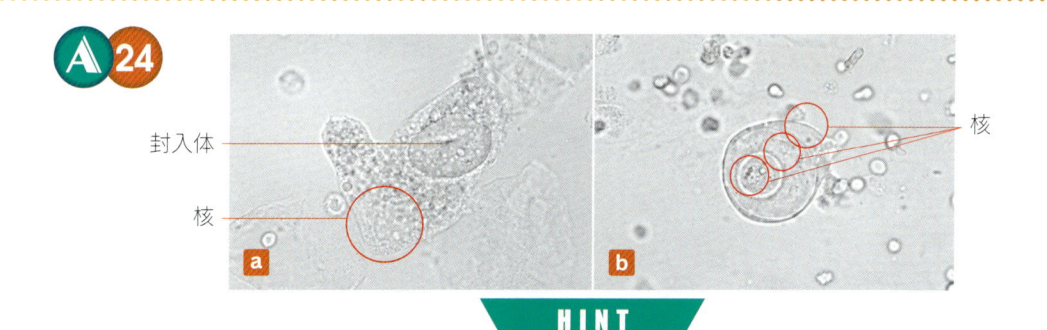

A24

封入体
核

核

a　　　b

HINT

細胞質内封入体 ……… 特殊な構造・成分 ……… 相互封入像

こっちは…

ANSWER こっちが○

a 細胞質内封入体細胞
（尿路上皮由来）

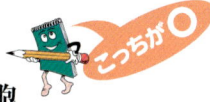

b 尿路上皮癌細胞
（相互封入像）

見るポイント　aのように封入体は無染色では無構造で光沢を有し，盛り上がったように厚くみえる．bの相互封入像は悪性腫瘍で出現頻度が高く，異型性が弱くても必ずチェックする．

2―問題編　実践！実力 STEP UP

Q25 どっちが悪性細胞？

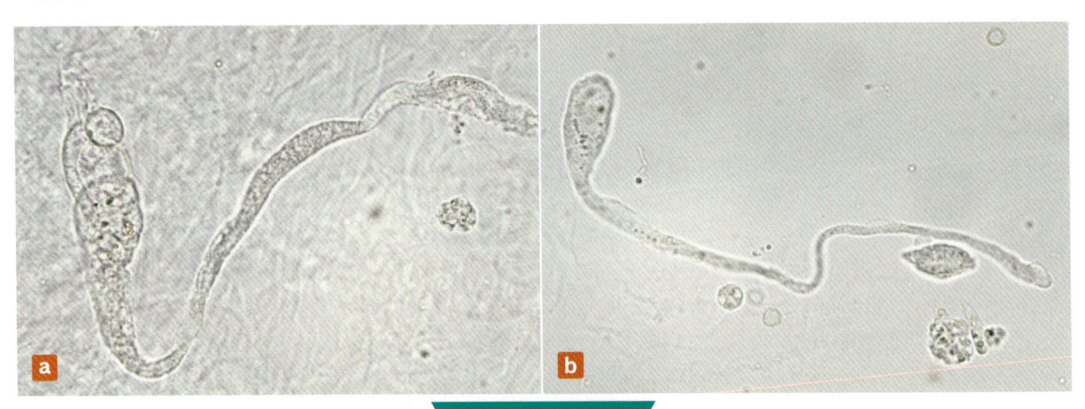

ANSWERは A25 →

a　　　b

HINT
色調？
表面構造？

Q26 どっちが腺癌細胞？

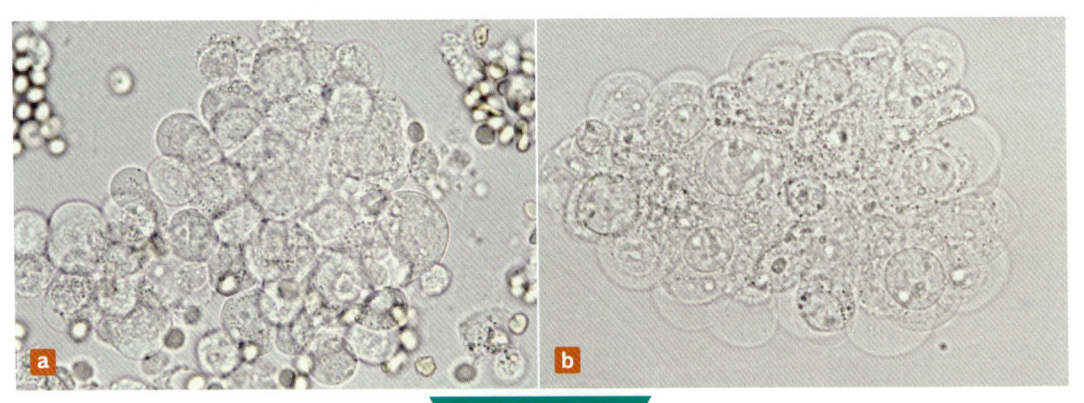

ANSWERは A26 →

a　　　b

HINT
表面構造？
透明感？
細胞境界？

STEP UP Ⅱ 比較で見る　1. 無染色　答えはどっち？

A25

リポフスチン顆粒

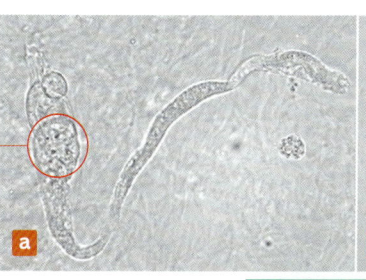

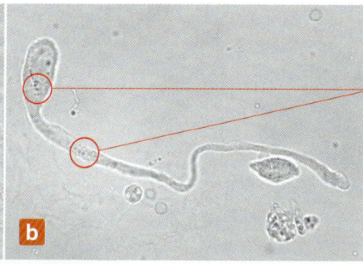

ケラトヒアリン顆粒

HINT

黄色調 …………………… 色調 …………………… 灰色調
微細顆粒状 …………… 表面構造 …………… 均質状

こっちは…
a 尿細管上皮細胞

ANSWER　こっちが◯
b 扁平上皮癌細胞
（膀胱癌）

見るポイント　**a**はオタマジャクシ型の尿細管上皮細胞で，細胞質にはリポフスチン顆粒が認められる．**b**は扁平上皮癌細胞であるが，核の観察は困難である．しかし，扁平上皮由来の細胞がこのような奇妙な形状を示した場合は，まず悪性を疑い注意深く観察することが大切である．また，細胞質には角化を示唆するケラトヒアリン顆粒がみられる．

A26

赤血球

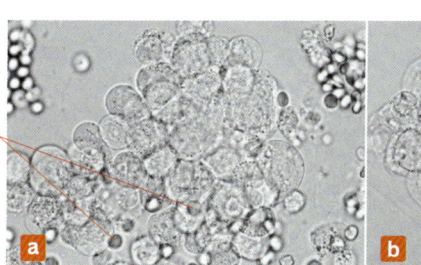

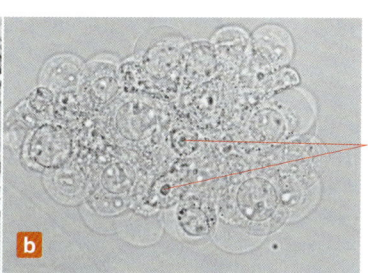

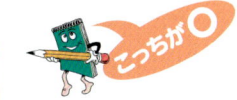

核小体

HINT

漆喰状 ……………… 表面構造 ……… 微細顆粒状，均質状
弱い～なし …………… 透明感 ……………………… 強い
明瞭 ………………… 細胞境界 ………………… 不明瞭

こっちは…
a 尿路上皮癌細胞

ANSWER　こっちが◯
b 腺癌細胞

見るポイント　**a**は表面構造が漆喰状で，細胞境界が明瞭のことから尿路上皮由来と同定できる．また，核増大，核形不整，核小体肥大を伴っていることから悪性が疑われる．**b**は表面構造が微細顆粒状～均質状で脂肪顆粒が散在し，透明感が強い．核は大小不同性を示し，核小体肥大を伴っていることから，腺癌細胞が疑われる．

Q27 どっちが尿路上皮細胞？

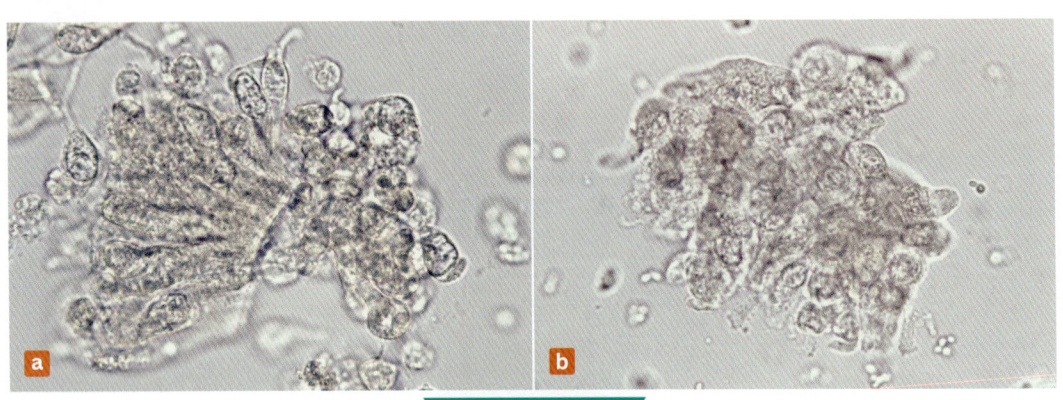

ANSWERは A27

a　　　　　　　　　　b

HINT
細胞配列？
核の大小不同性？
核形不整？

Q28 どっちが悪性細胞？

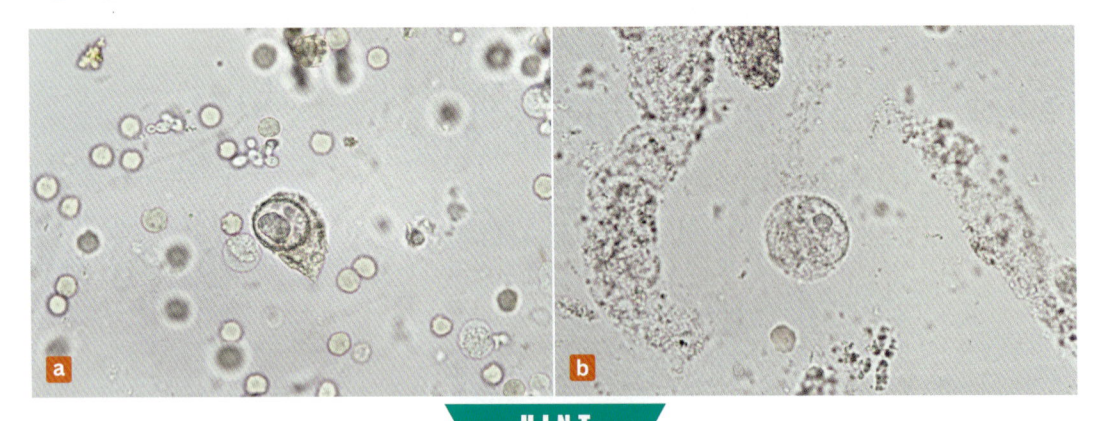

ANSWERは A28

a　　　　　　　　　　b

HINT
核内構造？
核形？

STEP UP II 比較で見る 1.無染色 答えはどっち?

A27

[細胞配列] 柵状
一端が揃っている

表層細胞
基底細胞

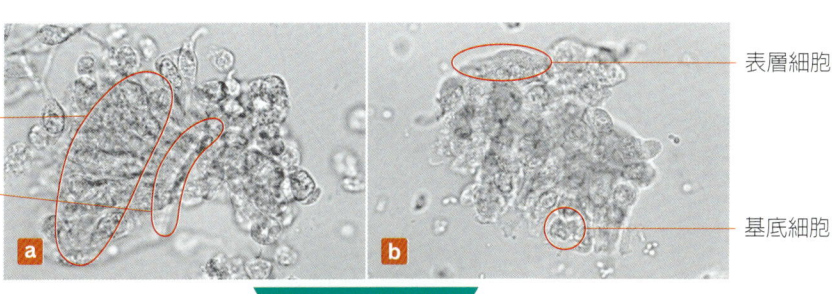

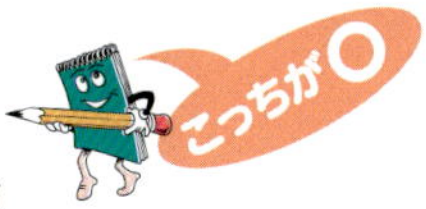

HINT

柵状	細胞配列	多列上皮様
強い	核の大小不同性	弱い
強い	核形不整	弱い

こっちは…

a 腺癌細胞
（大腸癌の尿路浸潤）

ANSWER
b 尿路上皮細胞
こっちが○

見るポイント a は柵状配列を示す単層の高分化型腺癌で一端が揃っている．核は大小不同性が強く，核の配列も不揃いである．b は基底細胞から表層細胞へと分化傾向を示す多列上皮様に配列した尿路上皮細胞集塊である．カテーテル挿入による機械的損傷などで出現する．

A28

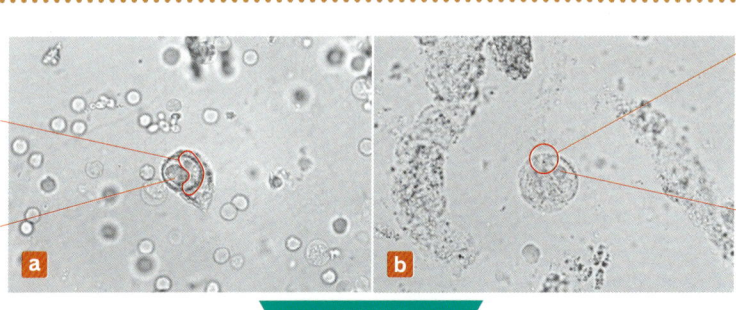

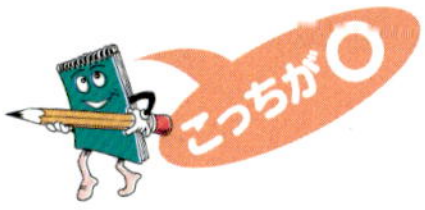

細胞質がみえている
封入体

クロマチン顆粒
核小体

HINT

| 内容物の周りは明るく抜けている | 核内構造 | 内容物の周りには顆粒成分がみられる |
| ほぼ円形 | 核形 | 半月形 |

こっちは…

a 核内封入体細胞
（サイトメガロウイルス感染疑い）

ANSWER
b 腺癌細胞
（腎細胞癌）
こっちが○

見るポイント a のように核内封入体の周囲は明るく抜けてみえる．b のように核小体の周囲はクロマチン顆粒が散在していることが多い．

Q29 どっちが悪性細胞？

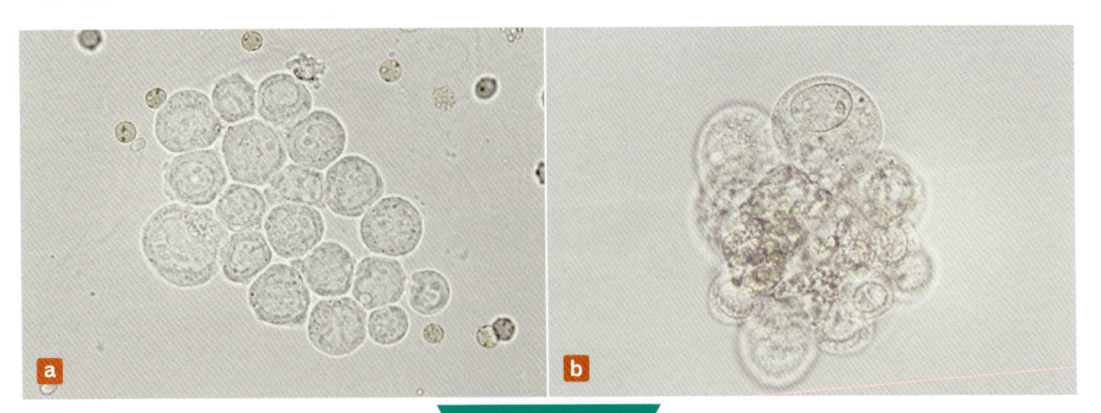

ANSWERは A29

a

b

HINT
N/C比？
核の配列？
核形不整？
塩類の付着？

Q30 どっちが悪性細胞？

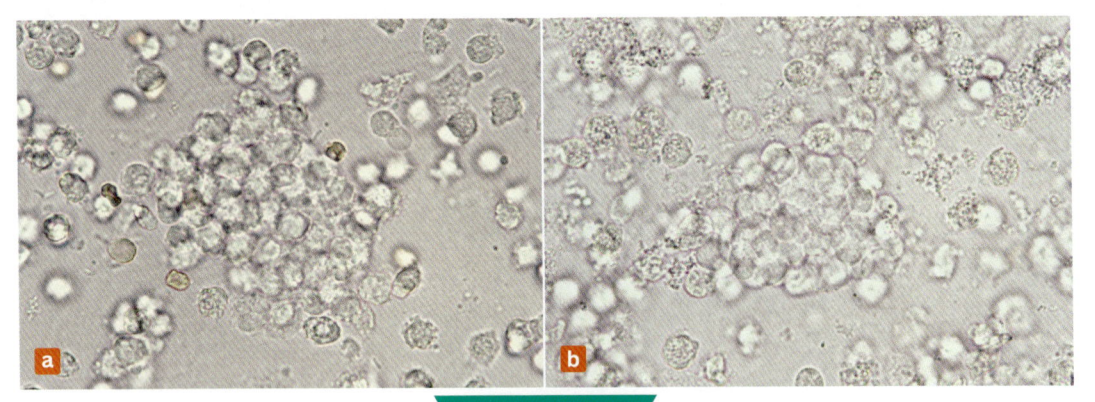

ANSWERは A30

a

b

HINT
結合性？
辺縁構造？

STEP UP II 比較で見る　1. 無染色　答えはどっち？

A29

赤血球
核形不整
塩類

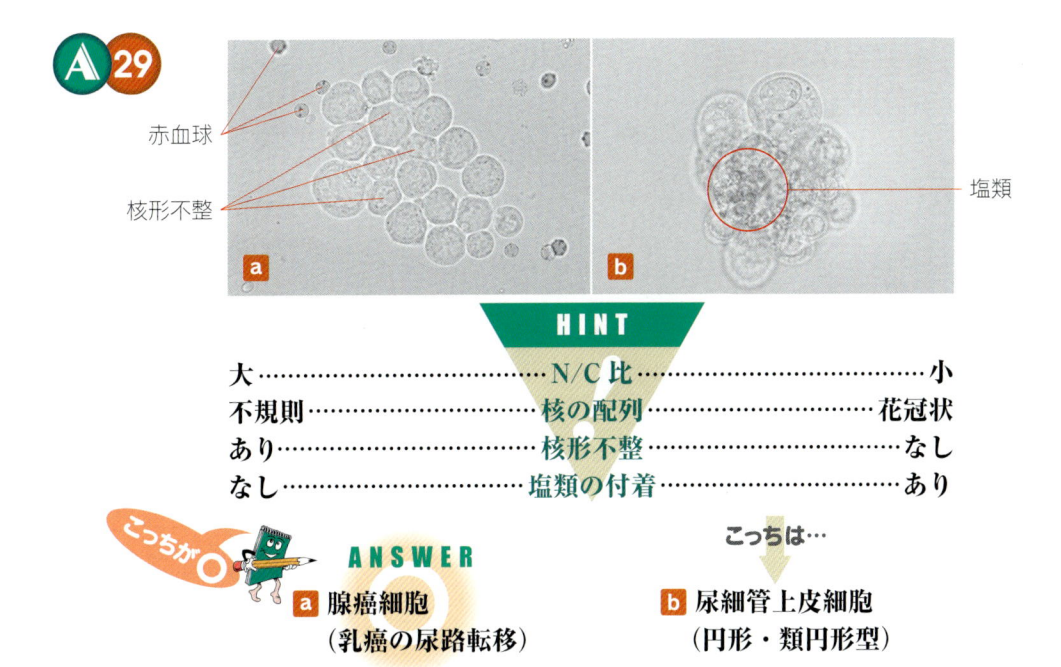

HINT

大	N/C比	小
不規則	核の配列	花冠状
あり	核形不整	なし
なし	塩類の付着	あり

こっちが◯
ANSWER
a 腺癌細胞
（乳癌の尿路転移）

こっちは…
b 尿細管上皮細胞
（円形・類円形型）

見るポイント a は灰白色調で透明感が強いことから腺上皮由来が考えられる．また，N/C比が高く，核の配列が不揃いで，核形不整が強いことから悪性が示唆される．b は再生性の尿細管上皮細胞が考えられ，軽度の核の大小不同性と核小体の肥大を示している．しばしば塩類の付着がみられる．

A30

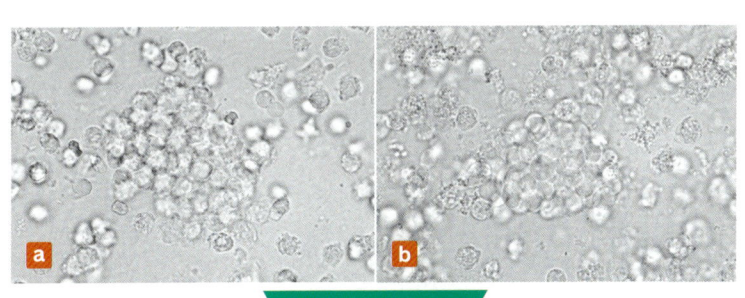

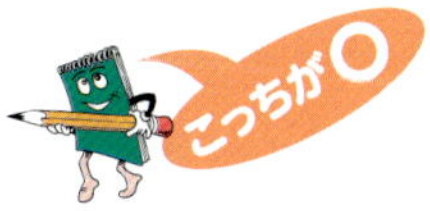

HINT

| なし | 結合性 | あり |
| 鋸歯状で不明瞭 | 辺縁構造 | 曲線状で明瞭 |

こっちは…
a 好中球（生細胞）

ANSWER こっちが◯
b 小細胞癌細胞
（前立腺小細胞癌の尿路浸潤）

見るポイント a は生きている好中球の集塊である．偽足を出しているため辺縁構造が鋸歯状で不明瞭であり，ただ重なり合っているだけで結合性はみられない．b は細胞境界明瞭で結合性が強く，辺縁構造も曲線状で明瞭であり，上皮系の細胞集塊と判定される．このような重積性がある結合性の強い白血球大の細胞集塊は，まず小細胞癌細胞が考えられる．

2. S染色

Q1 どっちがろう様円柱？

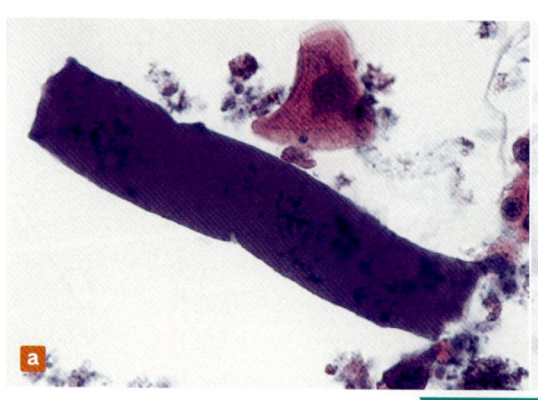

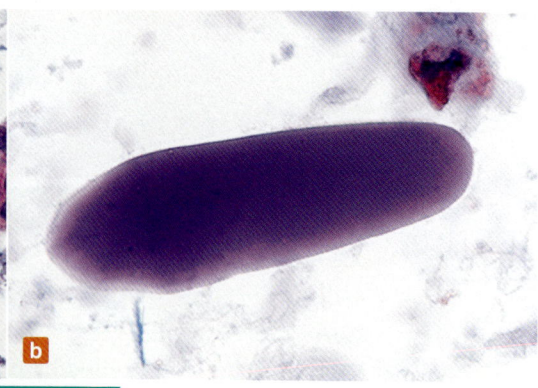

ANSWERは A1 →

a

b

HINT
長辺部の平行性？
両端の形状？
切れ込み？

Q2 円柱内の細胞は，どっちが尿細管上皮細胞？

ANSWERは A2 →

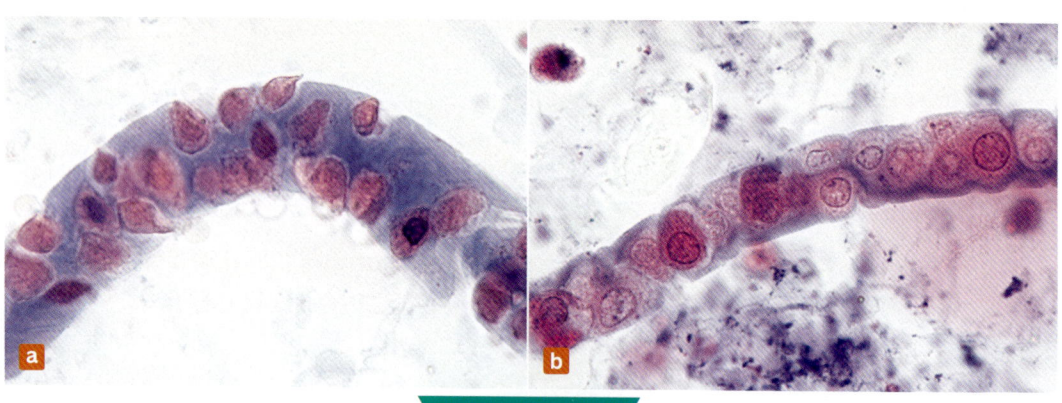

a

b

HINT
表面構造？
辺縁構造？
透明感？

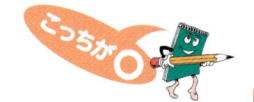

STEP UP Ⅱ 比較で見る　2. S染色　答えはどっち？

A1

凸凹状
尿細管上皮細胞
切れ込み状
長辺
a

尿細管上皮細胞
曲線状
染色性の濃淡
b

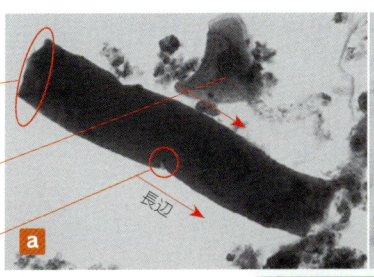

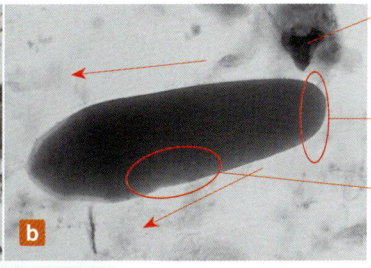

HINT

あり……………………長辺部の平行性……………………なし
角ばった凸凹状…………両端の形状……………………曲線状
あり……………………切れ込み……………………なし

こっちが○
ANSWER
a ろう様円柱

こっちは…
b 性腺分泌物

見るポイント

ろう様円柱はしばしば青紫色調に染め出され，性腺分泌物との鑑別が必要となる．a のようにろう様円柱は長辺が平行で切れ込みを有し，短辺が折れたように角ばっていることが多い．一方，b のように性腺分泌物は全体的に丸みを帯び2辺が平行ではなく切れ込みもみられない．

A2

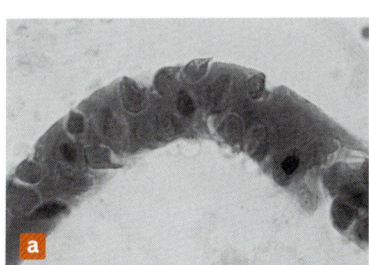

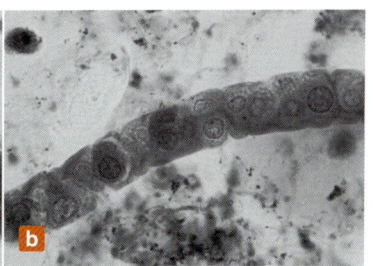

a
b

HINT

ほぼ均質状……………………表面構造……………………綿菓子状
角状で明瞭……………………辺縁構造……………………細かい鋸歯状で不明瞭
なし〜弱い……………………透明感……………………強い

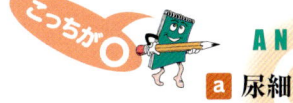

こっちが○
ANSWER
a 尿細管上皮細胞

こっちは…
b 単球

見るポイント

b のように単球が赤紫色調に染め出された場合は，一見，尿細管上皮細胞に類似する．しかし，単球の辺縁構造は一般的に不明瞭な鋸歯状を示し，a の尿細管上皮細胞のように明瞭な角状を示すことはない．

Q3 円柱内の細胞は，どっちが尿細管上皮細胞？

ANSWERは A3 →

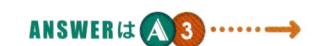

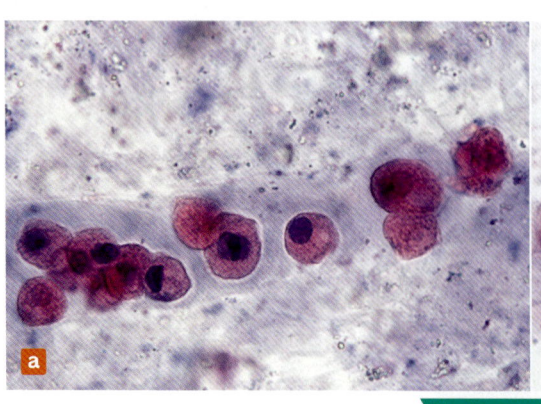

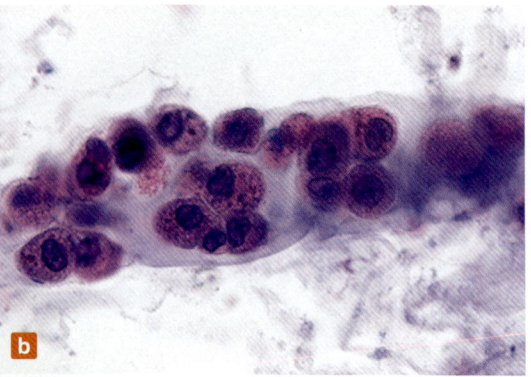

a

b

HINT
表面構造？
辺縁構造？
核内構造？
くびれ状・切れ込み状の核形？

Q4 どっちが大食細胞？

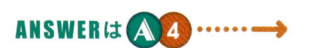

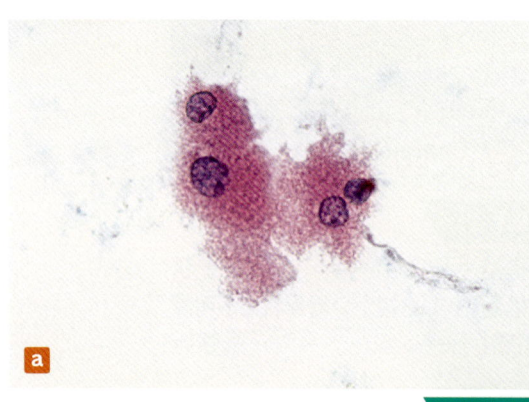

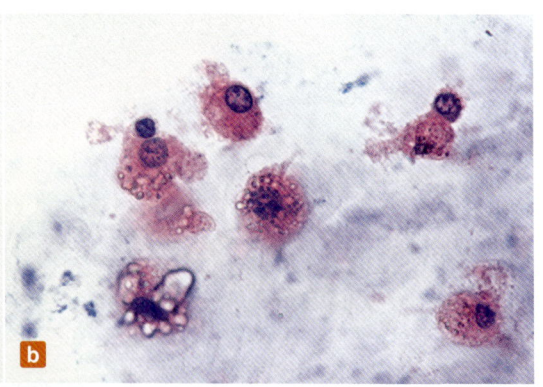

ANSWERは A4 →

a

b

HINT
表面構造？
脂肪顆粒？

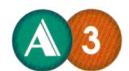

STEP UP II 比較で見る　2. S染色　答えはどっち？

A3

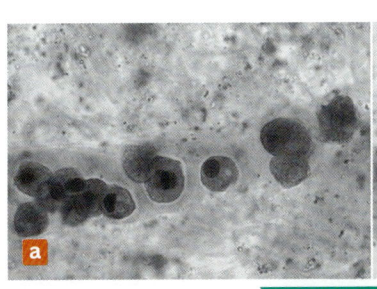

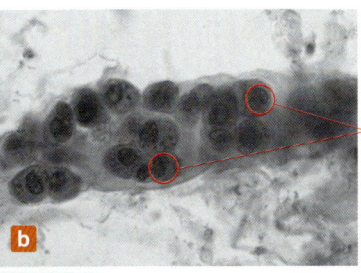

[核形]
くびれ状・切れ込み状

HINT

均質状, 微細顆粒状	……… 表面構造 ………	綿菓子状
角状・曲線状で明瞭	……… 辺縁構造 ………	細かい鋸歯状で不明瞭
濃縮状, 融解状	……… 核内構造 ………	顆粒状
なし	……… くびれ状・切れ込み状の核形 ………	あり

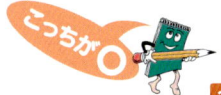

こっちが◯

ANSWER
a 尿細管上皮細胞

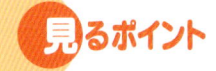

こっちは…
b 単球

見るポイント　bの単球はaの尿細管上皮細胞と異なり，表面構造はフワフワとした綿菓子状で辺縁構造は鋸歯状で不明瞭である．また，単球の核はくびれ状や切れ込み状を示すが，尿細管上皮細胞では通常みられない．

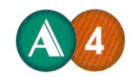

A4

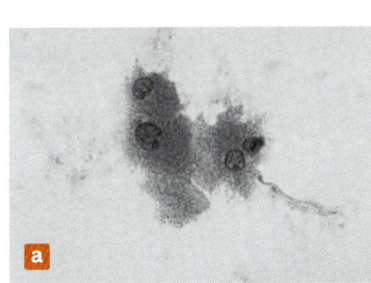

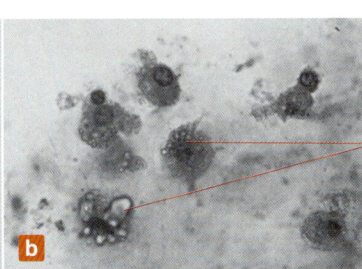

脂肪顆粒

HINT

| 微細顆粒状 | ……… 表面構造 ……… | 綿菓子状 |
| なし | ……… 脂肪顆粒 ……… | あり |

こっちは…
a 尿細管上皮細胞

ANSWER
b 大食細胞
こっちが◯

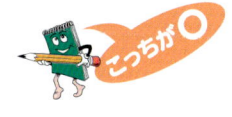

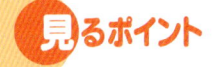

見るポイント　aのような鋸歯型の尿細管上皮細胞とbのような偽足を出した大食細胞は形状が類似しているが，表面構造が異なり鑑別される．また，鋸歯型の尿細管上皮細胞では脂肪顆粒を含有して出現することは少ない．

Q5 どっちが扁平上皮細胞？

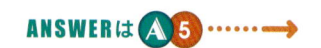

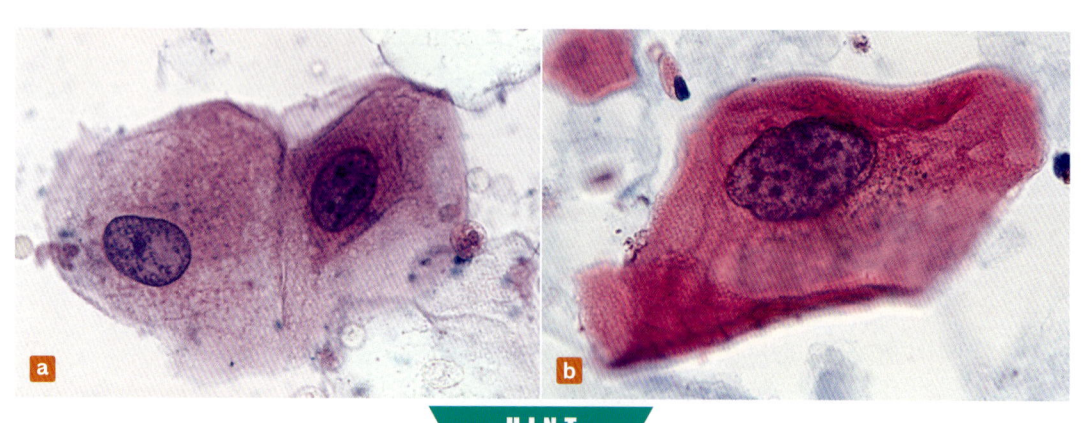

ANSWERは A5 ……→

a

b

HINT
表面構造？

Q6 どっちが尿路上皮細胞？

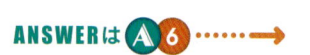

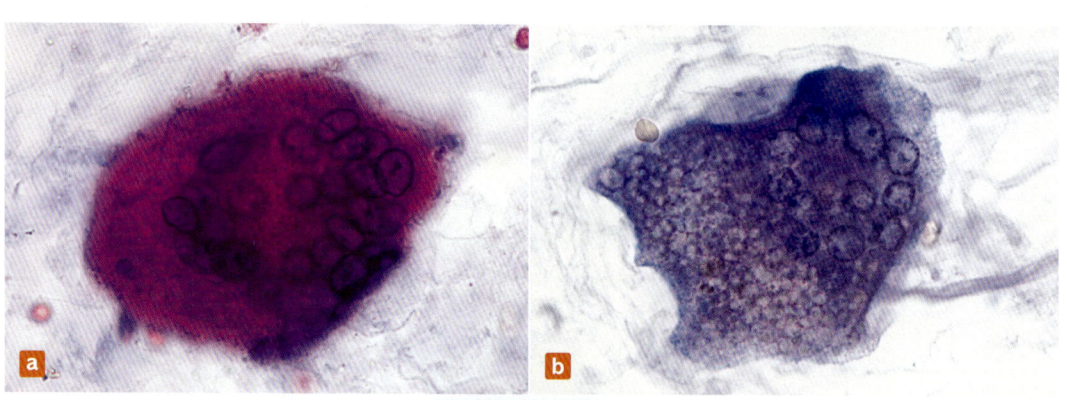

ANSWERは A6 ……→

a

b

HINT
表面構造？
辺縁構造？

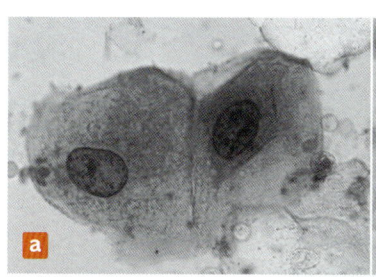

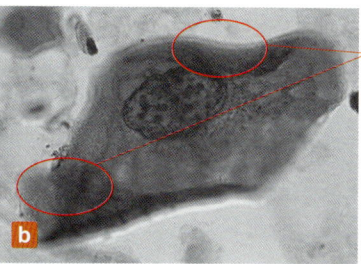

STEP UP Ⅱ 比較で見る　2. S染色　答えはどっち？

A5

折れ曲がり

HINT

顆粒成分不規則分布状 ………… 表面構造 ………………… 漆喰状

こっちが◯
ANSWER
a 扁平上皮細胞

こっちは…
b 尿路上皮細胞

見るポイント　aのような顆粒成分不規則分布状の表面構造は，角化傾向の強い扁平上皮細胞が示す．bの細胞は，辺縁部が折れ曲がり，表層型の扁平上皮細胞に類似するが，表面構造は明らかな漆喰状を示しており，尿路上皮細胞と判定される．a bの細胞はともに，核増大や核小体肥大および増加を示すが，N/C比が高くなく，クロマチン増量も弱いことから，良性細胞と判定される．

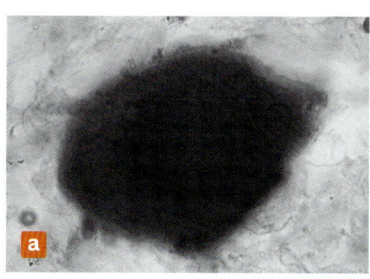

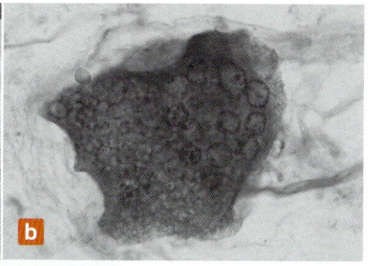

A6

HINT

綿菓子状 ………………… 表面構造 ………………… 辺縁部漆喰状
鋸歯状で不明瞭 ………… 辺縁構造 ………………… 角状で明瞭

こっちは…
a 大食細胞

ANSWER こっちが◯
b 尿路上皮細胞

見るポイント　a bの細胞は，ともに通常の染色態度と異なりaの大食細胞が赤紫色調，bの尿路上皮細胞は青紫色調を呈している．このように細胞の染色性・染色態度は細胞の生死，崩壊の程度，尿のpHなどさまざまな影響で変化することがあるので注意する．このような場合は，染色性や染色態度に頼らず，表面構造や辺縁構造などから判断する．

2—問題編　実践！実力 STEP UP

Q7 どっちが単球・大食細胞？

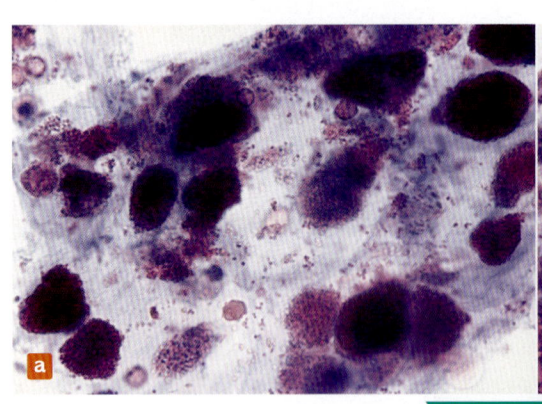

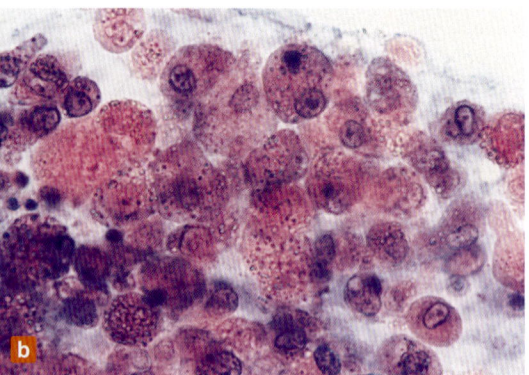

ANSWERは A7 →

a

b

HINT
表面構造？
透明感？

Q8 どっちが尿路上皮細胞？

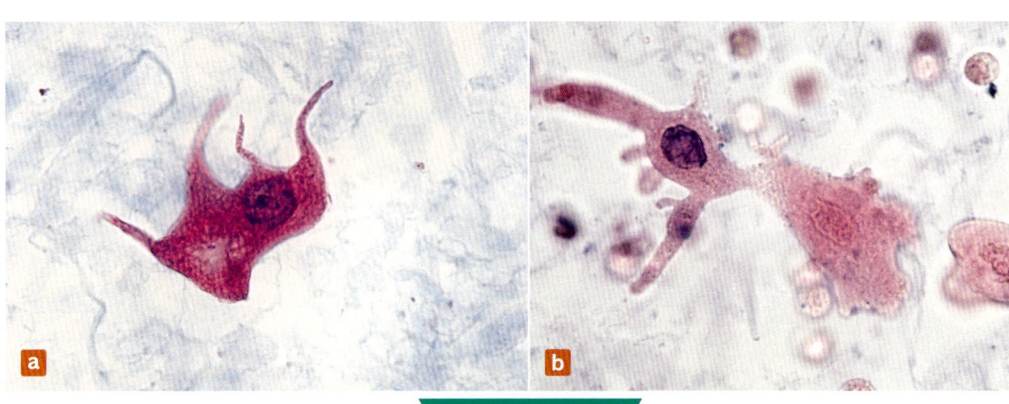

ANSWERは A8 →

a

b

HINT
表面構造？
染色態度？

STEP UP Ⅱ 比較で見る　2. S染色　答えはどっち?

A 7

赤血球
尿細管上皮細胞
細菌塊
[細胞境界] 不明瞭

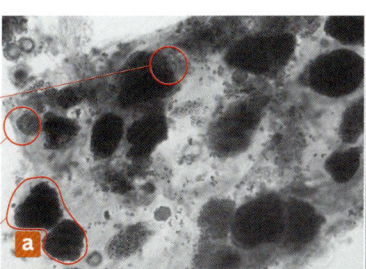

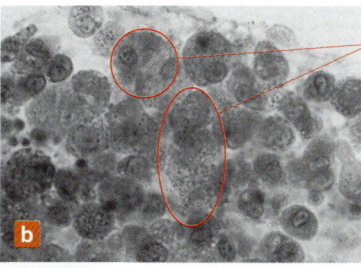

HINT

均一な顆粒凝集状 ………… 表面構造 ………… 綿菓子状，均質状
なし ………………………… 透明感 ………………………… 強い

こっちは…
a 球菌の塊

ANSWER こっちが○
b 単球・大食細胞

見るポイント　**a**のように塊状に出現した細菌は一見細胞様にみえることがあるので注意する．このような場合は背景を観察して，同様の細菌が散在性に出現していないかを確認する．**b**の単球・大食細胞は脂肪顆粒を含有し，透明感が強い．一部の細胞が融合状に結合し，細胞境界は不明瞭である．

A 8

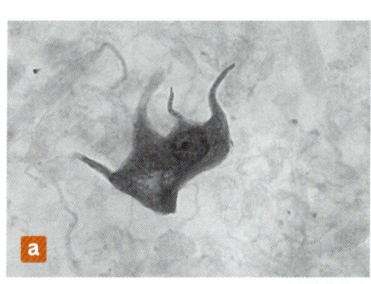

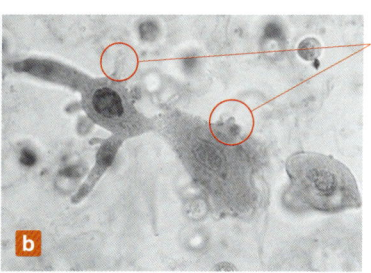

棘突起

HINT

漆喰状 ………………………… 表面構造 ………………………… ほぼ均質状
赤紫色調 ……………………… 染色態度 ……………………… 淡赤紫色調

こっちが○
ANSWER
a 尿路上皮細胞

こっちは…
b 扁平上皮細胞（化生細胞）

見るポイント　**b**は表面構造が均質状や顆粒成分不規則分布状を示しており，扁平上皮細胞と同定される．細胞は奇妙な形状で突起を有し，化生細胞が考えられる．化生とはある分化した組織が他の分化した組織に転化する現象で，円柱上皮層が扁平上皮層に置き換わることが多い．

2—問題編　実践！実力 STEP UP

Q9 どっちが卵円形脂肪体？

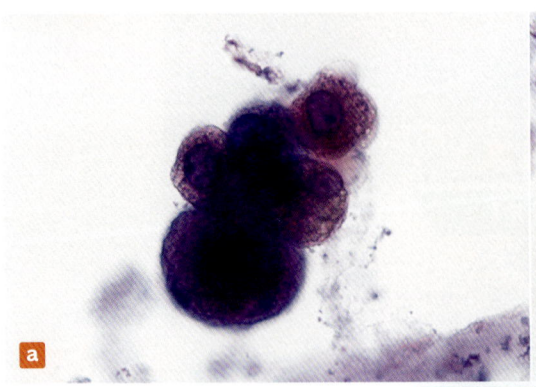

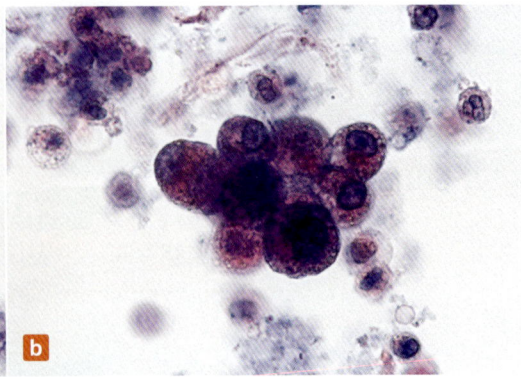

ANSWERは A9 →

a

b

HINT
結合性？
細胞境界？
辺縁構造？

Q10 どっちが大食細胞？

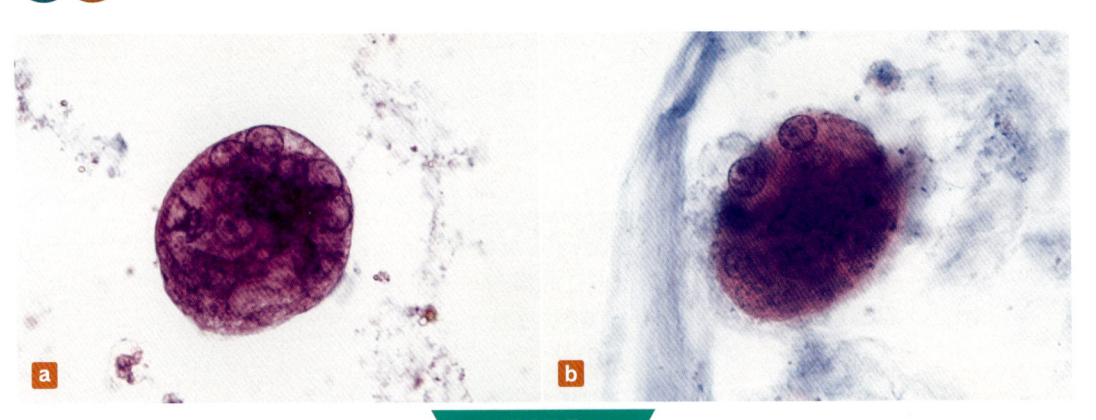

ANSWERは A10 →

a

b

HINT
表面構造？
辺縁構造？

76

263-00866

STEP UP II 比較で見る　2. S染色　答えはどっち？

A9

[細胞境界] 不明瞭

[細胞境界] 明瞭

a　　b

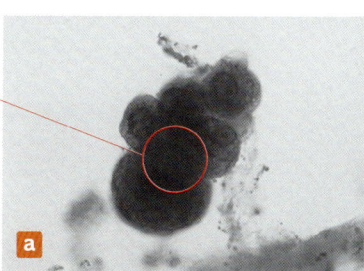

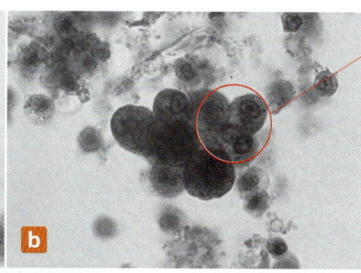

HINT

なし ……………… 結合性 ……………… あり
不明瞭 …………… 細胞境界 …………… 明瞭
不明瞭 …………… 辺縁構造 …………… 明瞭

こっちは…

a 大食細胞

ANSWER　b 卵円形脂肪体　こっちが○

見るポイント　aは結合性がなく，細胞境界・辺縁構造はともに不明瞭であり，偽足を出している大食細胞が考えられる．bは花冠状配列を示す結合性のある集塊で，細胞境界・辺縁構造はともに明瞭であり，尿細管上皮細胞が脂肪を含有した卵円形脂肪体が考えられる．

A10

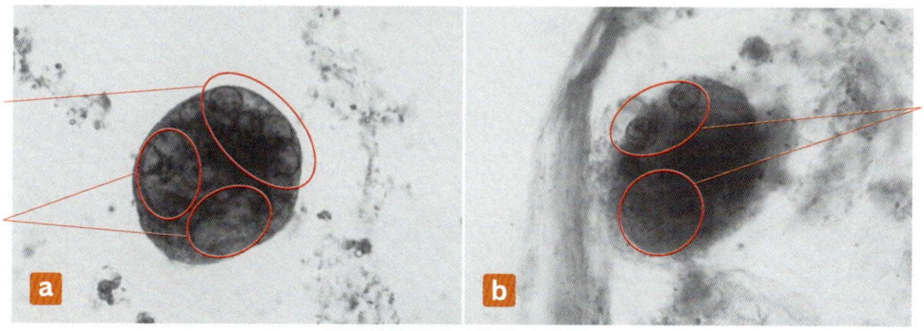

多核　　　　　　　　　　　　　　　　　　　　多核
空胞

a　　b

HINT

微細顆粒状 ……………… 表面構造 ……………… 綿菓子状
曲線状で明瞭 …………… 辺縁構造 …………… 鋸歯状で不明瞭

こっちは…

a 尿細管上皮細胞

ANSWER　b 大食細胞　こっちが○

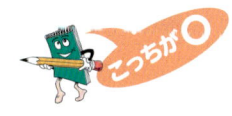

見るポイント　aは表面構造が微細顆粒状で大小の空胞を有し，辺縁構造が明瞭のことから，尿細管上皮細胞と同定される．このような多核の尿細管上皮細胞は抗癌剤治療による尿細管障害に伴って出現する．

2—問題編　実践！実力 STEP UP

Q11 どっちが円柱上皮細胞？

ANSWERは A11 →

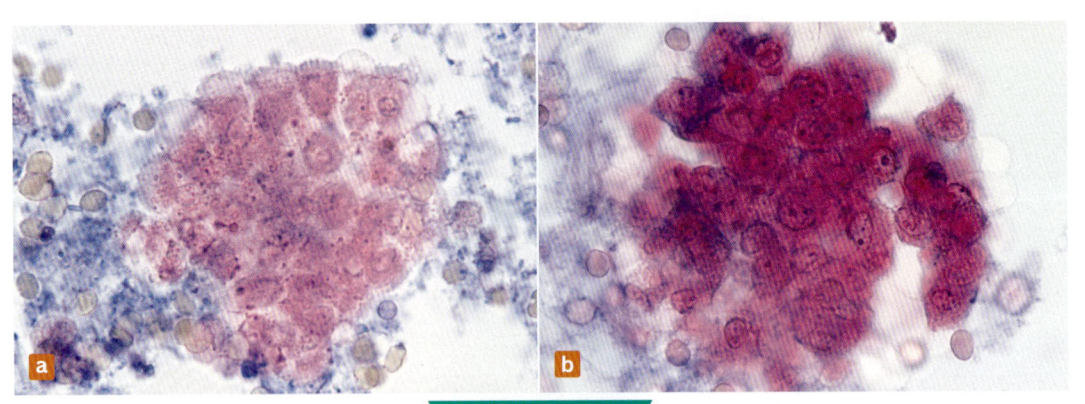

a

b

HINT
表面構造？
線毛？
結合性？

Q12 どっちが円柱上皮細胞？

ANSWERは A12 →

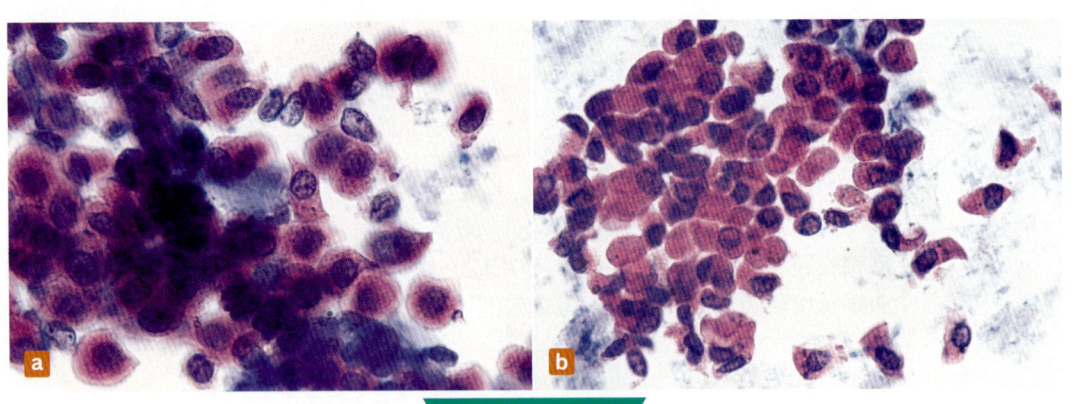

a

b

HINT
表面構造？
重積性？

STEP UP II 比較で見る 2. S染色 答えはどっち？

A11

[細胞配列] 柵状
線毛

[核形] 馬蹄形・くびれ状

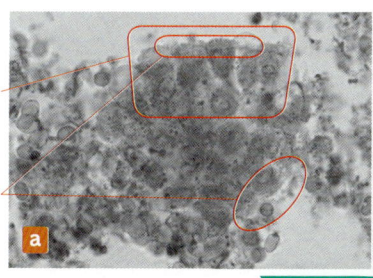

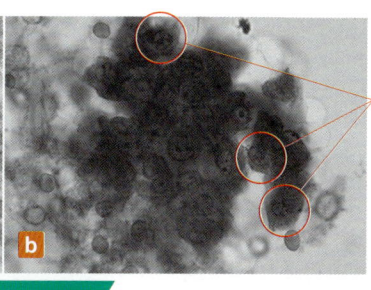

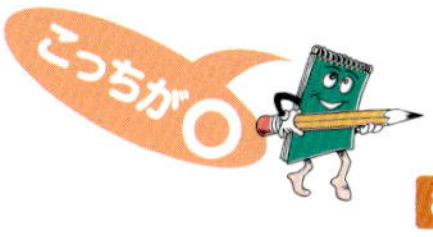

HINT

均質状，微細顆粒状 ……………… 表面構造 ……………… 綿菓子状
あり ………………………………… 線毛 ………………………………… なし
一部にあり ……………………… 結合性 ……………………… なし

ANSWER
こっちが◯
a 円柱上皮細胞（子宮内膜由来）

こっちは…
b 単球

見るポイント aの細胞集塊は細胞境界や辺縁構造が不明瞭である．しかし，一部に上皮性の結合がみられ，柵状配列を示し，線毛を有していることから，円柱上皮細胞と同定される．子宮内膜由来で，生理時に尿中に混入した症例である．bの細胞集塊は，融合状でただ重なりあっているだけで，上皮性の結合がみられないことから単球と同定される．

A12

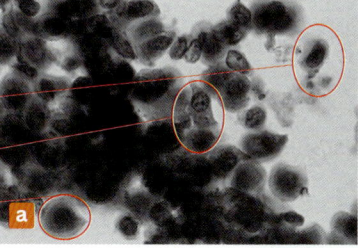

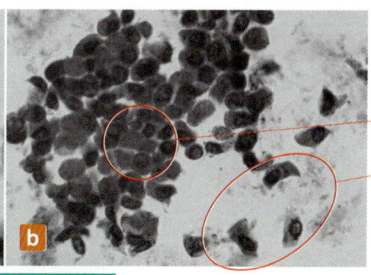

深層型
中層型
表層型

正面像
側面像

HINT

漆喰状 ……………………………… 表面構造 ……………………… ほぼ均質状
あり ………………………………… 重積性 ……………………………… なし

こっちは…
a 尿路上皮細胞

ANSWER
こっちが◯
b 円柱上皮細胞（前立腺由来）

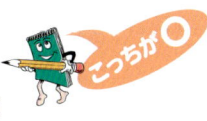

見るポイント aの細胞は表面構造が漆喰状であり，尿路上皮細胞と同定される．尿路上皮細胞は一種の多列上皮と考えられ，一部に重積性がみられる．bの細胞は核が小さく揃い，表面構造はほぼ均質状で，円柱上皮細胞と同定される．細胞集塊の一部にシート状配列がみられ，その側面像と考えられる細胞は短冊状であり，単層の円柱上皮細胞と推定される．

Q13 どっちが円柱上皮細胞？

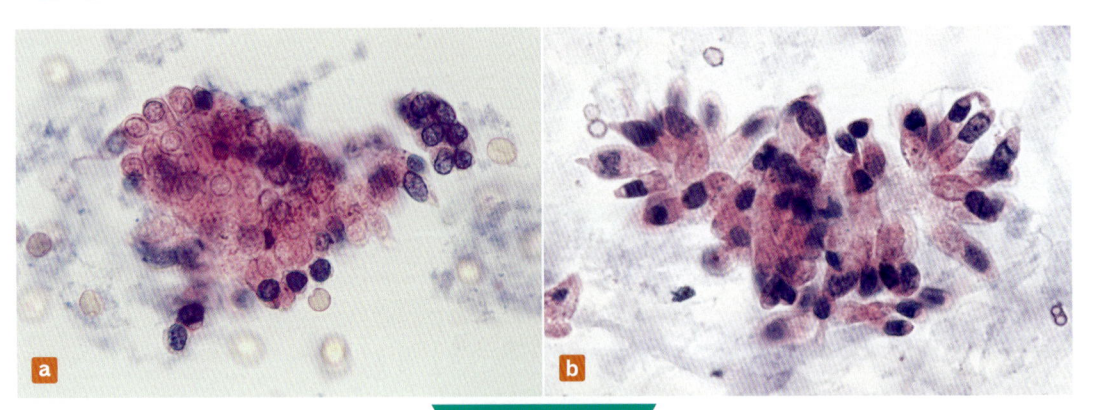

ANSWERは A13 →

a

b

HINT
表面構造？
細胞配列？

Q14 どっちが悪性細胞？

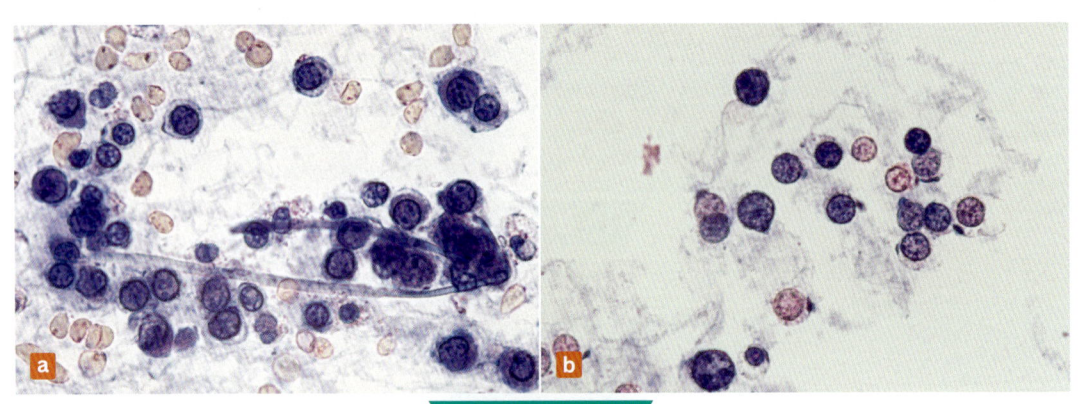

ANSWERは A14 →

a

b

HINT
表面構造？
辺縁構造？
核所見？

STEP UP II 比較で見る 2. S染色 答えはどっち？

A 13

側面像
正面像

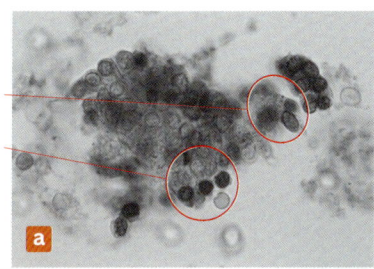

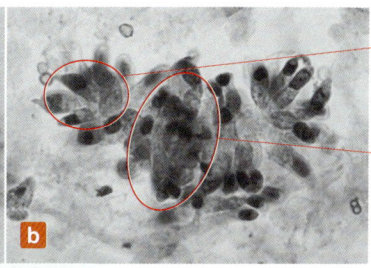

中層型
[細胞配列]
多列上皮様

HINT

微細顆粒状 ･････････ 表面構造 ･････････ 漆喰状
シート状（蜂巣状）･････ 細胞配列 ･････････ 一部多列上皮様

こっちが○

ANSWER

a 円柱上皮細胞
（前立腺由来）

こっちは…

b 尿路上皮細胞

見るポイント **a**の集塊を構成する細胞は，小型で大きさも揃っており，表面構造が微細顆粒状で，シート状（蜂巣状）配列を示していることから単層の円柱上皮細胞が考えられる．**b**の集塊または孤立散在性の細胞は，大きさが不揃いで表面構造が漆喰状を示し，重積性のある多列上皮様の配列がみられ，中〜深層型の尿路上皮細胞と同定される．このような場合は背景に明らかな表層型や中層型の尿路上皮細胞が同時に存在していることが多く，それらの細胞を見つけ出し，照らし合わせて判定することが大切である．

A 14

[核形] 馬蹄形
[核形] 切れ込み状
[表面構造] 綿菓子状
[辺縁構造] 鋸歯状不明瞭

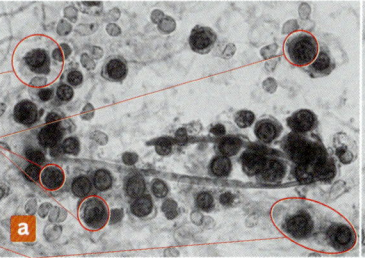

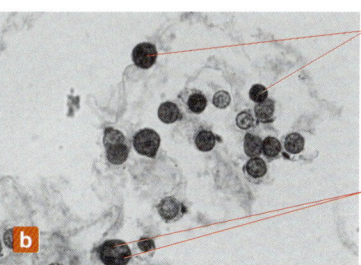

クロマチン増量
核小体肥大

HINT

綿菓子状 ･････････ 表面構造 ･････････ 不明
鋸歯状で不明瞭 ･････ 辺縁構造 ･････ 薄くみえて不明瞭
一部N/C比高く， ･････ 核所見 ･････ 裸核状でクロマチン
切れ込み状を示すが 　　　　　　　　 増量，核小体肥大を示す
クロマチン増量なし

こっちは…

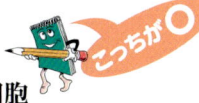

a 単球

ANSWER

b 悪性リンパ腫細胞

こっちが○

見るポイント **a**は表面構造が綿菓子状で，辺縁構造は鋸歯状で不明瞭である．またクロマチン増量がなく，核形は切れ込み状や馬蹄形を示すものがみられ，単球と同定される．**b**は孤立散在性に出現し，裸核状でクロマチン増量が著しいことから悪性リンパ腫細胞がもっとも考えられる．

2—問題編　実践！実力 STEP UP

Q15 どっちが尿路上皮細胞？

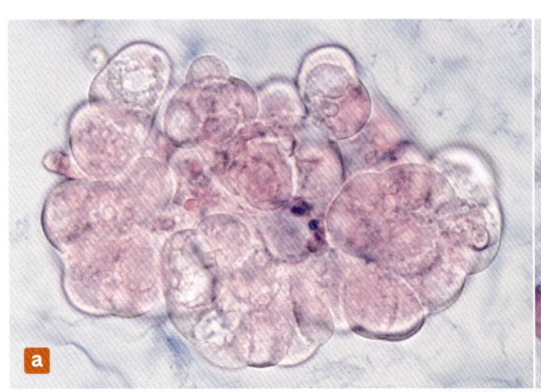

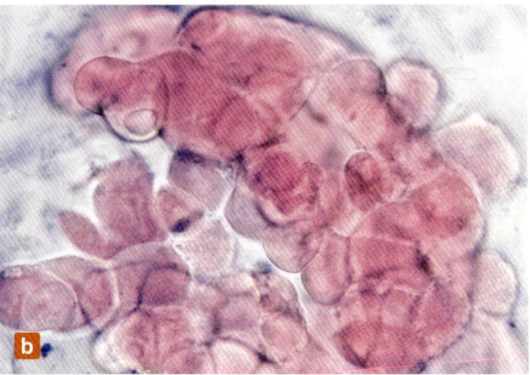

ANSWERは A15

a

b

HINT
細胞配列？

Q16 どっちが悪性細胞？

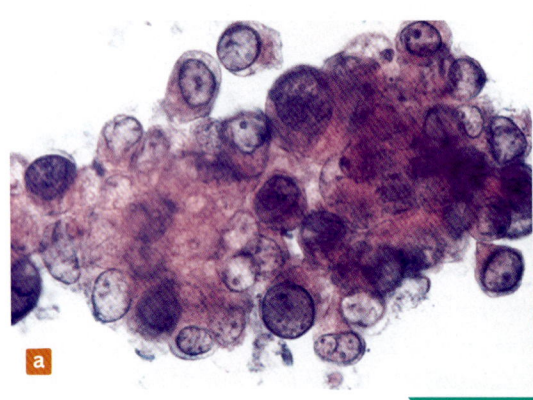

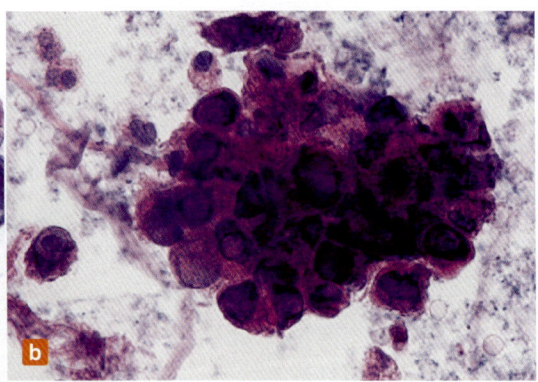

ANSWERは A16

a

b

HINT
細胞配列？
辺縁構造？
細胞境界？
核所見（核内構造）？

A15

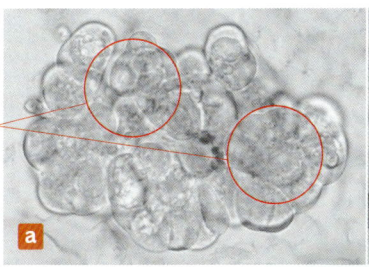

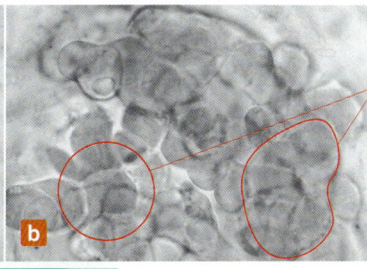

[細胞配列] 乳頭状 — a
[細胞配列] シート状 — b

HINT
乳頭状 ……………… 細胞配列 ……………… シート状

ANSWER
こっちが○ **a 尿路上皮細胞**
こっちは… **b 扁平上皮細胞**

見るポイント
a は乳頭状配列を示し，染色性が不良で核も染まっていないことから，良性の尿路上皮細胞が考えられる．このように表面構造が均質状を示し，中～深層型の扁平上皮細胞に類似した尿路上皮細胞集塊は，長期のカテーテル留置例に認められることが多い．
b は表面構造が均質状でシート状配列を示し，染色性が不良で核も染まっていないことから，良性の扁平上皮細胞が考えられる．このような扁平上皮細胞集塊はしばしば女性尿でみられ，外陰部からの混入が多い．

A16

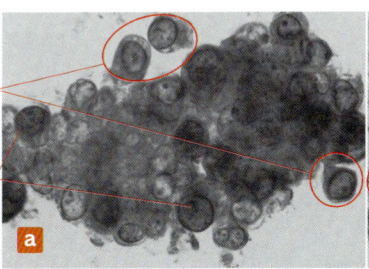

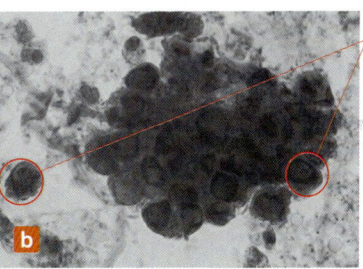

[辺縁構造] 角状明瞭 — a
核濃染
核内封入体 — b

HINT
乳頭状 ……………………… 細胞配列 ……………………… シート状
角状・曲線状で明瞭 ………… 辺縁構造 ……… 鋸歯状・曲線状で明瞭
やや不明瞭 …………………… 細胞境界 …………………… 不明瞭
顆粒状で濃染 ………… 核所見（核内構造）………… 融解状で濃染，一部に封入体あり

ANSWER
こっちが○ **a 尿路上皮癌細胞**
こっちは… **b 核内封入体細胞（尿細管上皮由来）**

見るポイント
a は乳頭状配列を示し，辺縁構造が角状で明瞭な細胞があり，尿路上皮由来が考えられる．また核は大小不同性が著しく，核内構造は顆粒状で濃染しており悪性が疑われる．
b は一部の核に封入体がみられ，核内封入体細胞と同定される．このような単核の核内封入体細胞はサイトメガロウイルス感染が示唆される．

Q17 どっちが悪性細胞？

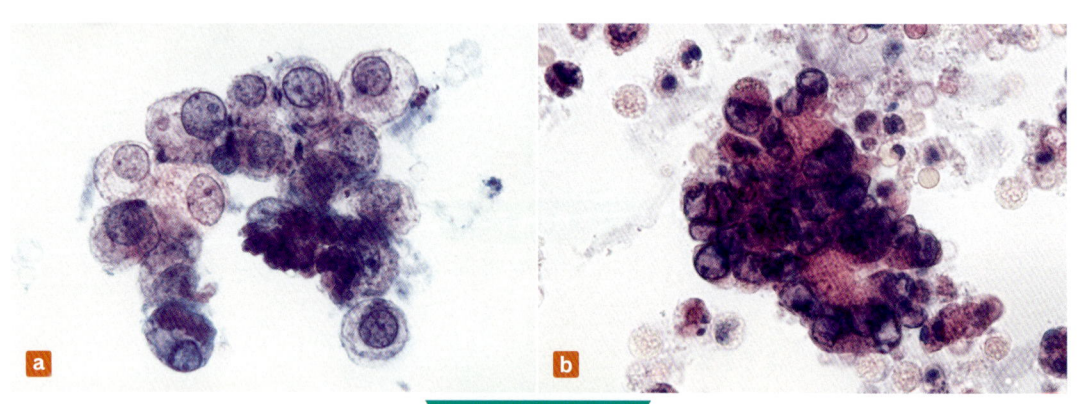

ANSWERは A17

a

b

HINT
細胞配列？
蛋白成分の蓄積・付着？
核所見？

Q18 どっちが悪性細胞？

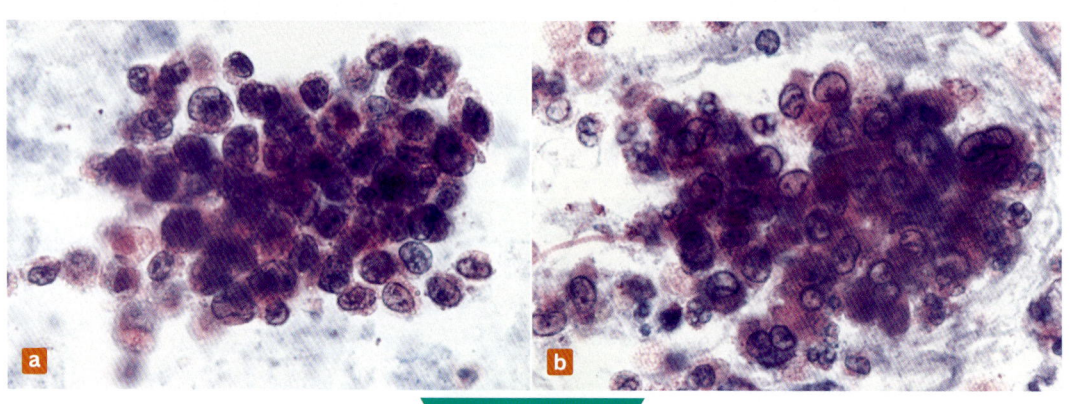

ANSWERは A18

a

b

HINT
表面構造？
辺縁構造？
核所見？

STEP UP II 比較で見る　2. S染色　答えはどっち？

A17

蛋白成分

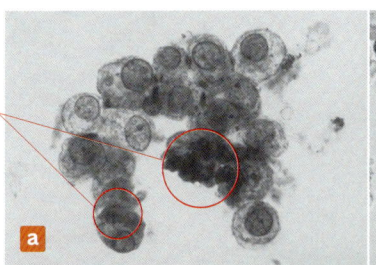

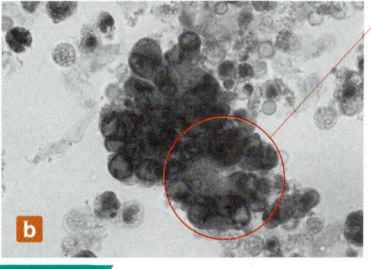

花冠状

a / **b**

HINT

シート状……………………細胞配列……………………一部に花冠状
あり……………………蛋白成分の蓄積・付着……………………なし
N/C比が低く，……………核所見……………………N/C比が高く，
核形不整なし　　　　　　　　　　　　　　　　　核形不整あり

こっちは…

a 尿細管上皮細胞

ANSWER　こっちが○

b 腺癌細胞
　　（大腸癌の尿路浸潤）

見るポイント　**a**のように核異型が弱く，蛋白成分の蓄積・付着がみられる細胞は尿細管上皮細胞が考えられる．**b**は一部に花冠状配列がみられ，N/C比が高く，核の大小不同性，核形不整，核縁肥厚などを示し，腺上皮由来の悪性細胞が疑われる．

A18

[辺縁構造]
角状明瞭
[核所見]
著明なクロマチン増量

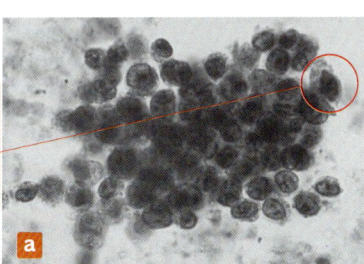

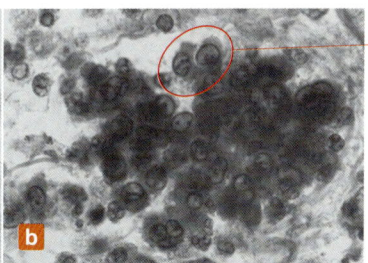

[核所見]
クロマチンの増量なし

a / **b**

HINT

微細顆粒状……………………表面構造……………………綿菓子状
一部が角状で明瞭……………辺縁構造……………………鋸歯状で不明瞭
N/C比が高く，……………核所見……………………N/C比は低く，
クロマチン増量あり　　　　　　　　　　　　　　クロマチン増量なし

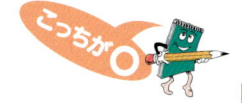

こっちが○

ANSWER

a 尿路上皮癌細胞

こっちは…

b 単球・大食細胞

見るポイント　**a**は細胞崩壊の強い尿路上皮癌細胞である．このような場合は崩壊の弱い細胞をいくつか見つけ出し，判定する．**b**は上皮性の結合を示さず，細胞境界も不明瞭で単球・大食細胞と判定される．

2—問題編　実践！実力 STEP UP

Q19 どっちが尿細管上皮細胞？

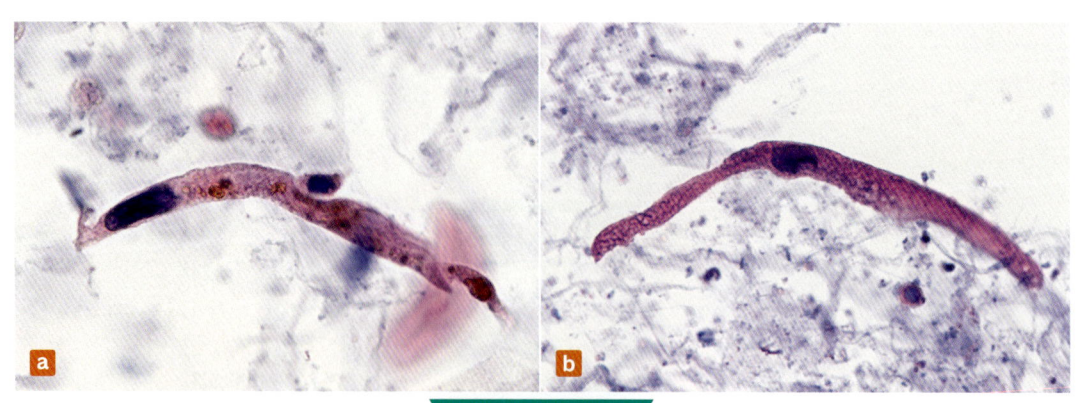

ANSWERは A19

a　　　b

HINT
表面構造？
リポフスチン顆粒？

Q20 どっちが悪性細胞？

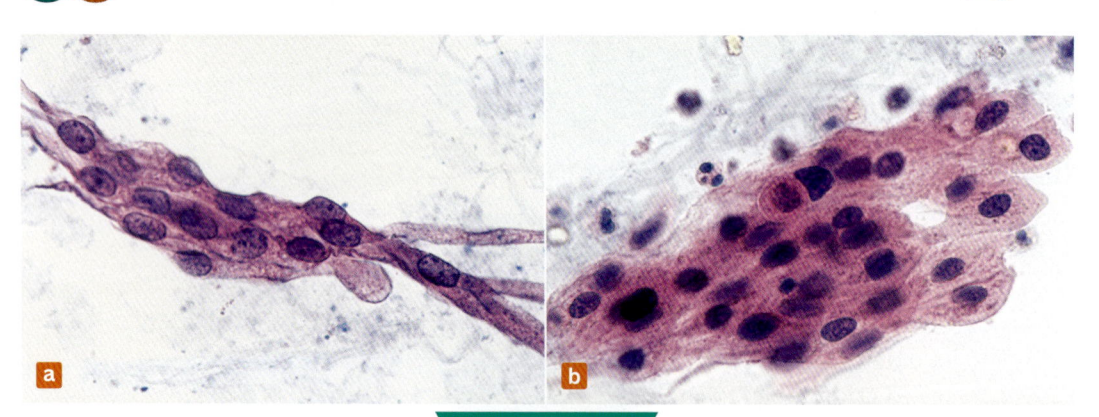

ANSWERは A20

a　　　b

HINT
表面構造？
核所見？

STEP UP II 比較で見る　2. S染色　答えはどっち？

A 19

リポフスチン顆粒

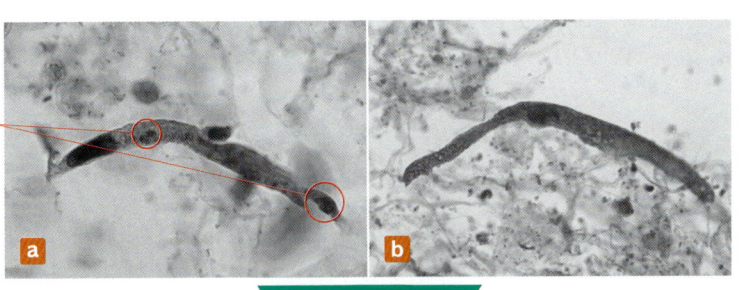

HINT

微細顆粒状 ……………… 表面構造 ……………… 漆喰状
あり ……………… リポフスチン顆粒 ……………… なし

こっちが○
ANSWER
a 尿細管上皮細胞

こっちは…
b 尿路上皮細胞

見るポイント　**a** は表面構造が微細顆粒状でリポフスチン顆粒を有し，尿細管上皮細胞と同定される．**b** は表面構造が漆喰状であり，尿路上皮細胞と同定される．

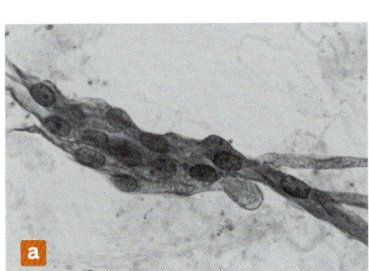

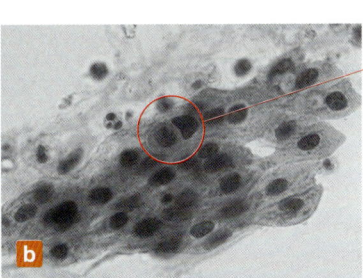

A 20

相互封入像

HINT

微細顆粒状 ……………… 表面構造 ……… 顆粒成分不規則分布状
クロマチン増量なし ……… 核所見 ……… クロマチン増量あり

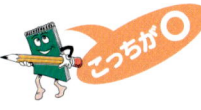

こっちは…
a 尿細管上皮細胞

こっちが○
ANSWER
b 扁平上皮癌細胞
（子宮癌の尿路浸潤）

見るポイント　**b** のように表面構造が顆粒成分不規則分布状を示した場合は，角化傾向を示唆する扁平上皮由来が考えられる．核の大小不同性は軽度であるが，明らかなクロマチン増量や相互封入像が認められ，悪性が疑われる．

2—問題編　実践！実力 STEP UP

Q21 どっちが悪性細胞？

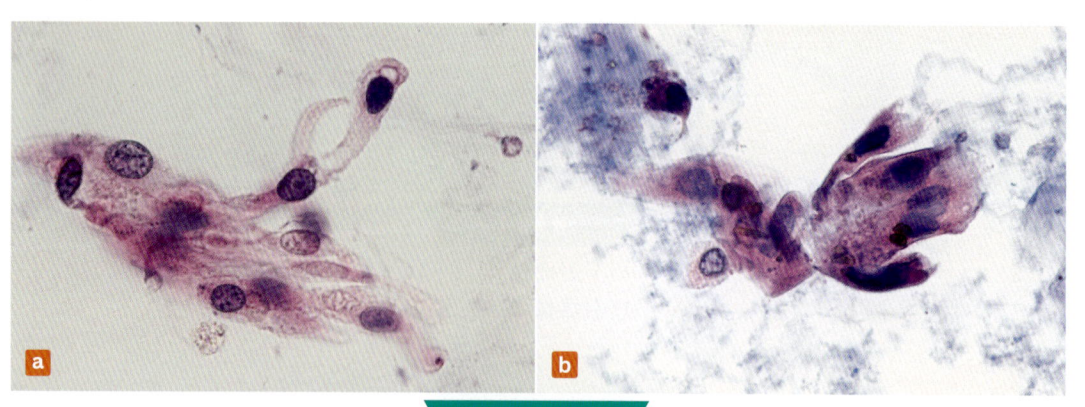

ANSWERは A21 →

a　　　　　　　　　　　b

HINT
表面構造？
リポフスチン顆粒？
核所見？

Q22 どっちが円柱上皮細胞？

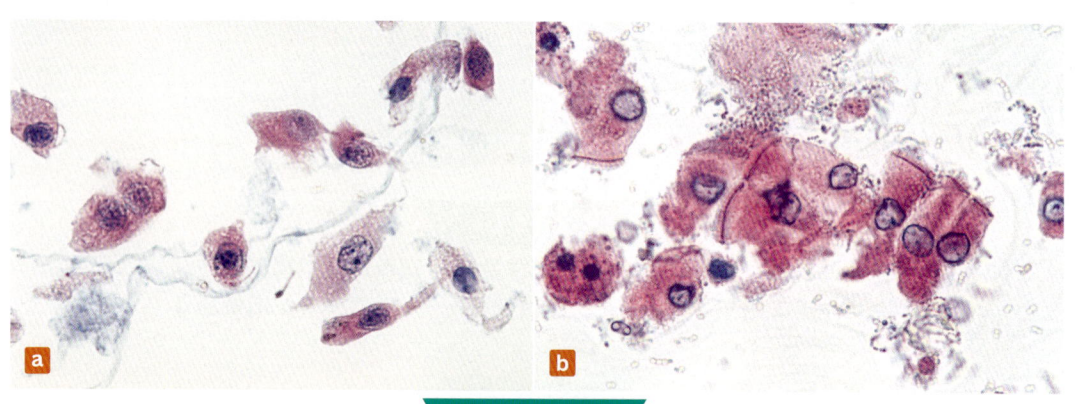

ANSWERは A22 →

a　　　　　　　　　　　b

HINT
形状？
線毛？

88

263-00866

STEP UP II 比較で見る　2. S染色　答えはどっち？

A21

[核所見]
著明なクロマチン増量

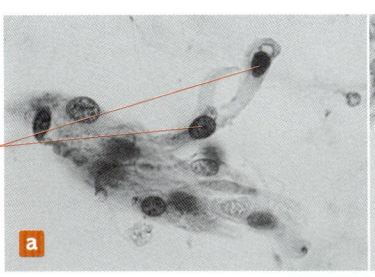

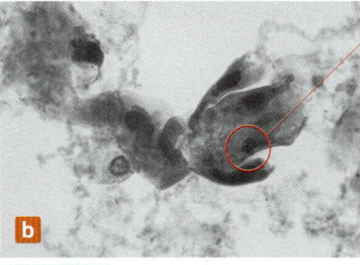

リポフスチン顆粒

HINT

顆粒成分不規則分布状	表面構造	レース網目状
なし	リポフスチン顆粒	あり
著明なクロマチン増量あり	核所見	濃縮状

こっちが○
ANSWER
a 扁平上皮癌細胞
（子宮癌細胞の尿中への混入）

こっちは…
b 尿細管上皮細胞

見るポイント　aの表面構造は角化傾向を示唆する顆粒成分不規則分布状を示しており，明らかなクロマチン増量の細胞が認められ，扁平上皮癌細胞と同定される．bの表面構造はレース網目状で，リポフスチン顆粒が認められることから洋梨・紡錘型の尿細管上皮細胞と同定される．

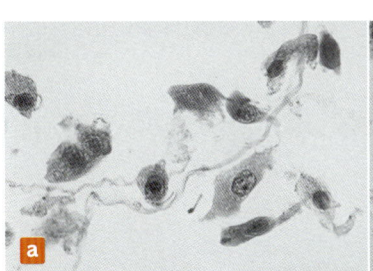

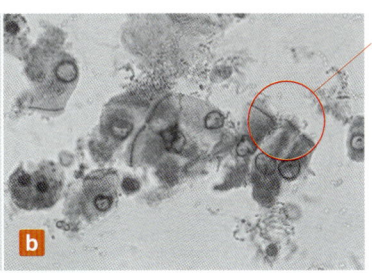

A22

線毛および終末板

HINT

| 洋梨・紡錘状 | 形状 | 一端が平坦で円柱状 |
| なし | 線毛 | あり |

こっちは…
a 尿細管上皮細胞

ANSWER　こっちが○
b 円柱上皮細胞

見るポイント　aの表面構造は微細顆粒状で，辺縁構造は角状で不明瞭のことから洋梨・紡錘型の尿細管上皮細胞と同定される．bは線毛および終末板が認められ，円柱上皮細胞と同定される．終末板は線毛円柱上皮細胞にみられ，線毛がみられなくても終末板を確認することで，線毛円柱上皮細胞を推定できる．

Q23 どっちが悪性細胞？

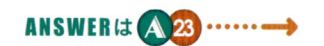

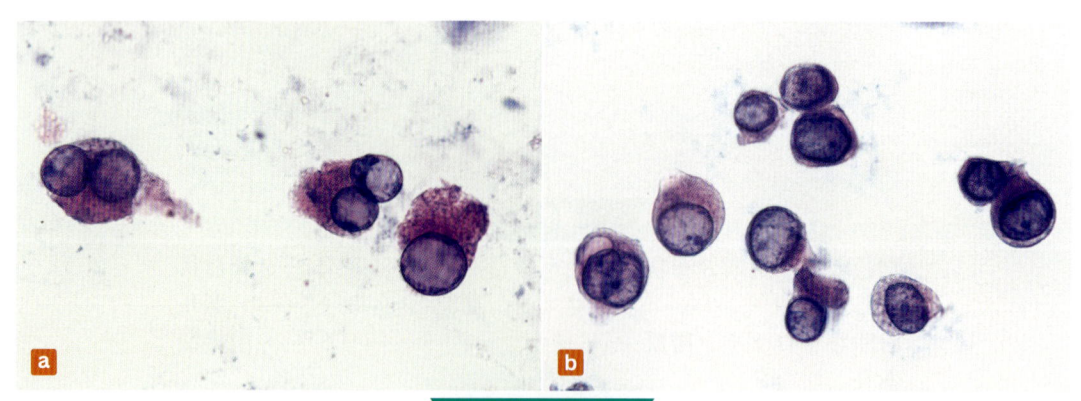

ANSWERは A23 →

a

b

HINT
表面構造？
辺縁構造？
核内構造？

Q24 どっちが悪性細胞？

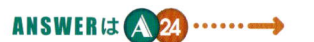

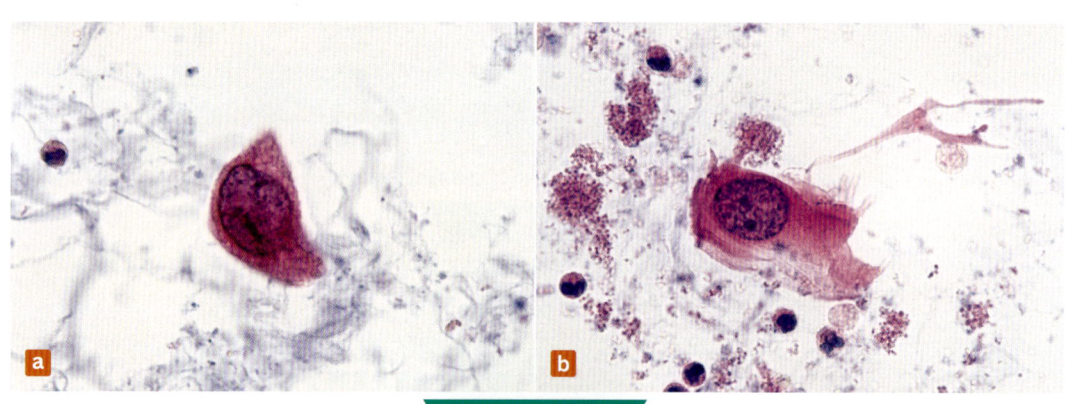

ANSWERは A24 →

a

b

HINT
表面構造？
辺縁構造？
核形？

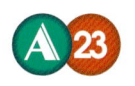

STEP UP Ⅱ 比較で見る 2. S染色 答えはどっち？

A 23

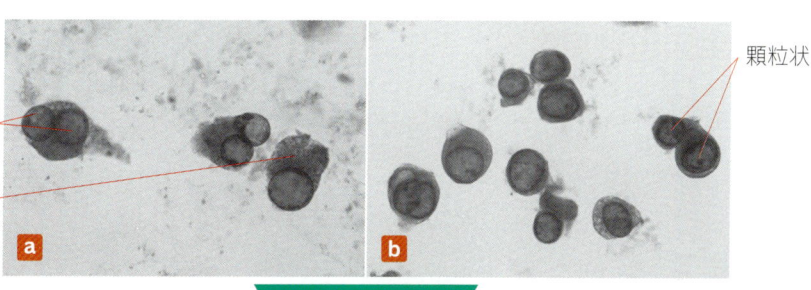

スリガラス状

[表面構造]
微細顆粒状

顆粒状

a／b

HINT

微細顆粒状	表面構造	漆喰状
鋸歯状で明瞭	辺縁構造	角状で明瞭
スリガラス状	核内構造	顆粒状

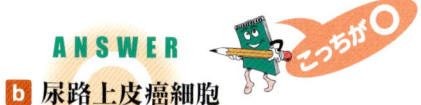

こっちは…
a ウイルス感染疑い細胞
（ヒトポリオーマウイルス感染疑い）

ANSWER こっちが◯
b 尿路上皮癌細胞

見るポイント a の核は膨化状で丸く，核内構造はスリガラス状を示していることから，ヒトポリオーマウイルス感染が疑われる．また，表面構造は微細顆粒状で，辺縁構造は鋸歯状で明瞭のことから尿細管上皮由来が考えられる． b は表面構造や辺縁構造から尿路上皮由来と同定され，N/C比が高く，核の大小不同性を示していることから，悪性が疑われる．

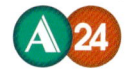

A 24

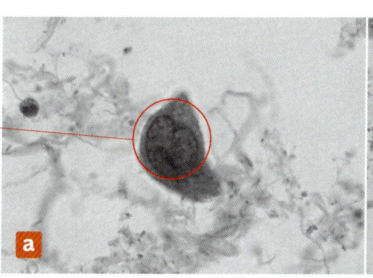

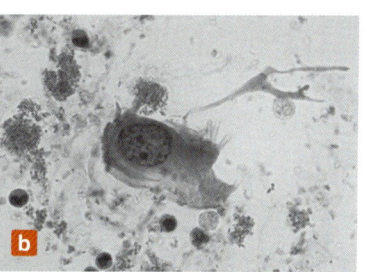

[核形]
切れ込み状

a／b

HINT

漆喰状	表面構造	微細顆粒状，しわ状
角状で明瞭	辺縁構造	角状で不明瞭
切れ込み状	核形	類円形

こっちが◯ ANSWER
a 尿路上皮癌細胞

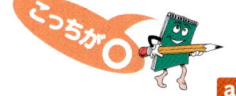

こっちは…
b 尿細管上皮細胞

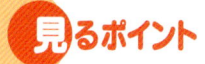

見るポイント a は表面構造，辺縁構造から尿路上皮由来が示唆され，核増大，切れ込み状の核形不整がみられることから悪性が疑われる． b は表面構造，辺縁構造から洋梨型の尿細管上皮細胞と同定される．

Q25 どっちが悪性細胞？

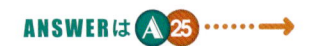

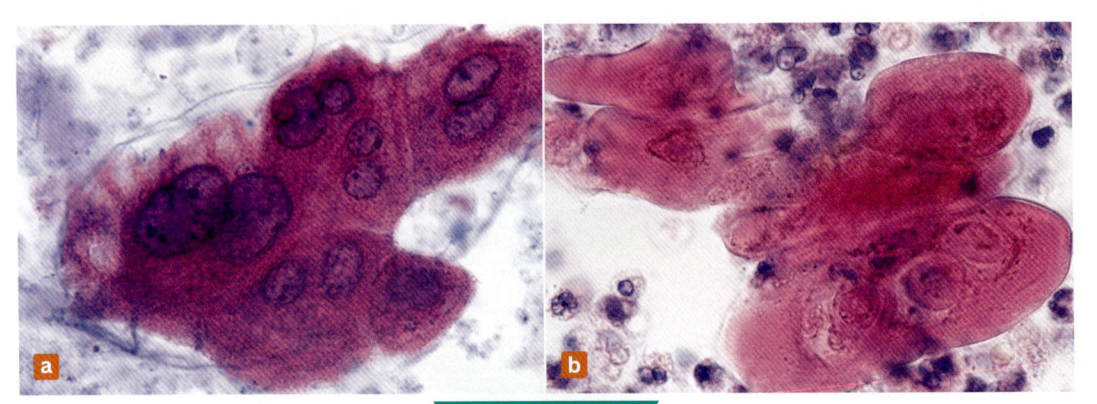

ANSWERは A25 →

a

b

HINT
表面構造？
特殊な形態？
核所見？

Q26 どっちが悪性細胞？

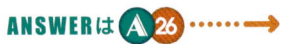

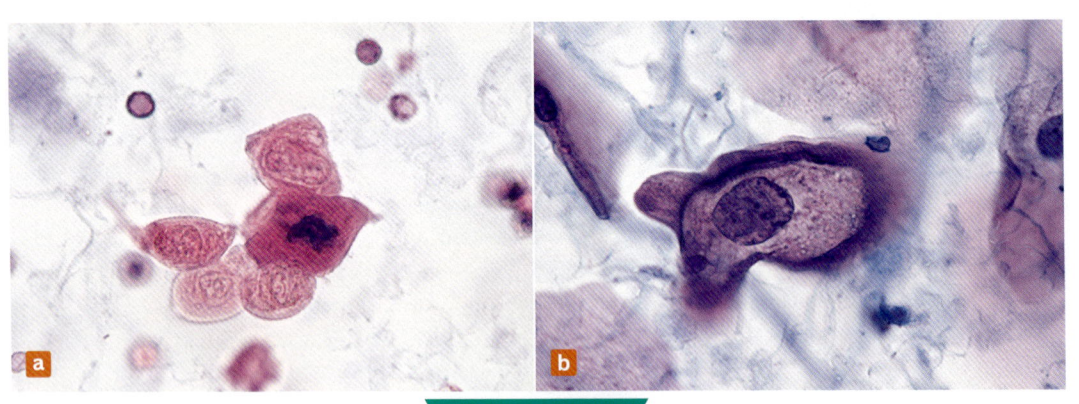

ANSWERは A26 →

a

b

HINT
表面構造？
特殊な形態？
核所見？

STEP UP II 比較で見る　2. S染色　答えはどっち？

A25

相互封入像
層状構造

HINT

漆喰状	表面構造	均質状，顆粒成分不規則分布状
なし	特殊な形態	相互封入像，層状構造
核の大小不同性を示すが，クロマチン増量なし	核所見	明らかな異常なし

こっちは…

ANSWER こっちが◯

a 尿路上皮細胞
（結石症）

b 扁平上皮癌細胞
（子宮癌の尿路浸潤）

見るポイント **a**の尿路上皮細胞は著明な核の大小不同性を示すが，核形不整が弱くクロマチン増量もみられない．このような異型性を示す尿路上皮細胞は結石症などで出現する．**b**の扁平上皮癌細胞は明らかな核異常がみられない．しかし，表面構造は角化傾向を示唆する顆粒成分不規則分布状で，同心円状の層状（輪状）構造を示し，相互封入像がみられることから，悪性が疑われる．

A26

[核所見]
核増大・
核形不整

層状構造

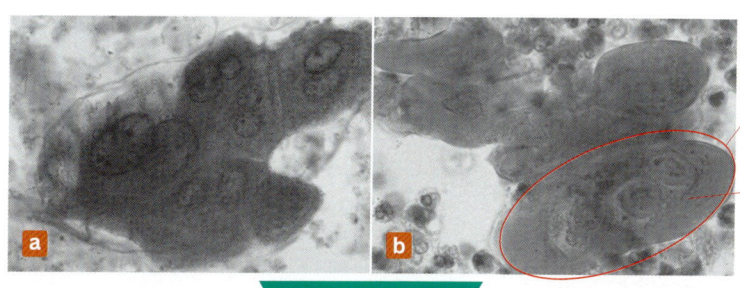

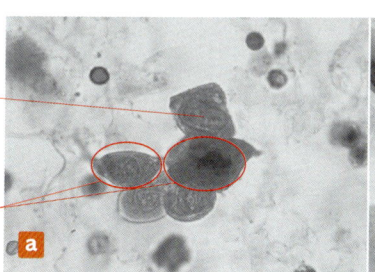

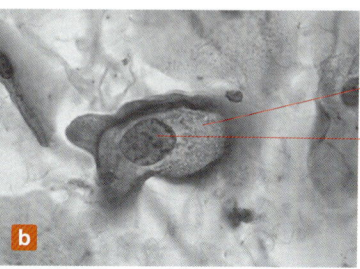

空洞化
核

HINT

ほぼ均質状，顆粒成分不規則分布状	表面構造	顆粒成分不規則分布状
層状構造	特殊な形態	コイロサイト
核の大小不同性，核形不整あり	核所見	核増大を示すがクロマチン増量弱い

こっちが◯　　　　　　　　　　　　　　　　　こっちは…

ANSWER

a 扁平上皮癌細胞
（膀胱癌）

b コイロサイト

見るポイント **a**は核の大小不同性，核形不整がみられ，悪性が疑われる．**b**は核周囲の細胞質が広く空洞化したコイロサイトの細胞像を示している．コイロサイトはヒトパピローマウイルス（HPV）が扁平上皮細胞に感染することで出現する．

Q27 どっちが悪性細胞？

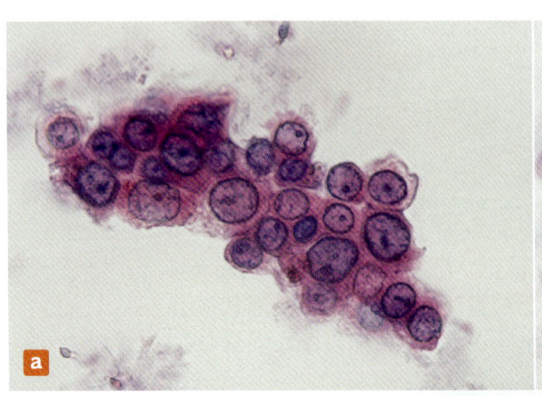

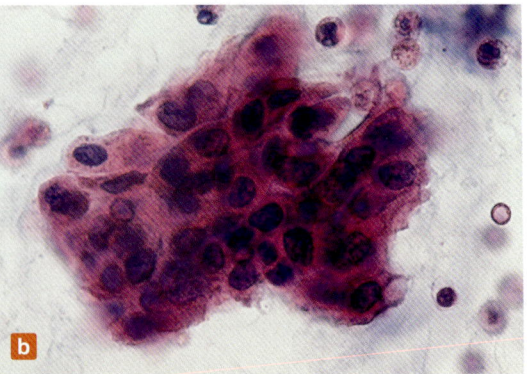

ANSWERは A27

a

b

HINT
表面構造？
辺縁構造？
核所見？

Q28 どっちが悪性細胞？

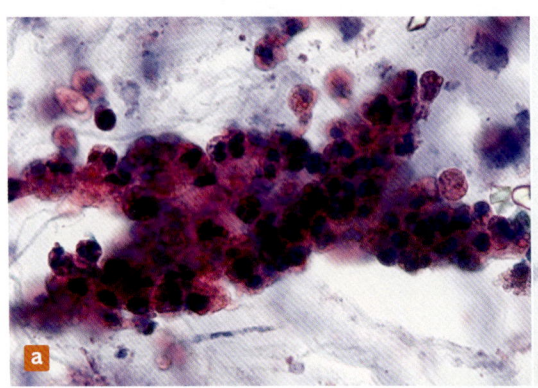

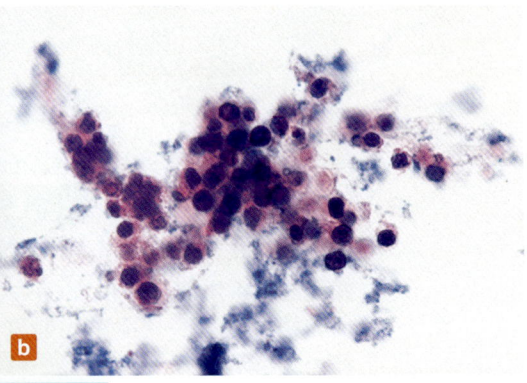

ANSWERは A28

a

b

HINT
核所見？

STEP UP II 比較で見る　2. S染色　答えはどっち？

A 27

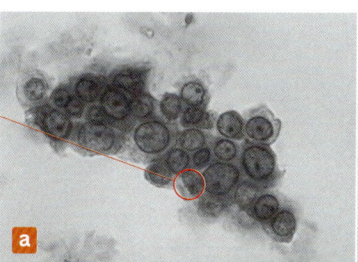

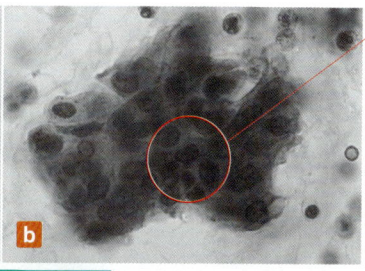

リポフスチン顆粒

クロマチン増量

a / b

HINT

	表面構造	
微細顆粒状	表面構造	顆粒成分不規則分布状
角状で不明瞭	辺縁構造	角状で明瞭
核の大小不同性を示すが、クロマチンの増量や核形不整なし	核所見	核の大きさは目立たないが明らかにクロマチン増量を示すものあり

こっちは…
a 尿細管上皮細胞

ANSWER
b 扁平上皮癌細胞（子宮癌の尿路浸潤）

見るポイント a の尿細管上皮細胞は核の大小不同性を示すが，クロマチン増量や核形不整がなく，核間距離もほぼ揃っている．また，リポフスチン顆粒は悪性細胞ではみられない．b の扁平上皮癌細胞は核の大きさは目立たないが，明らかにクロマチン増量を示す細胞が認められる．

A 28

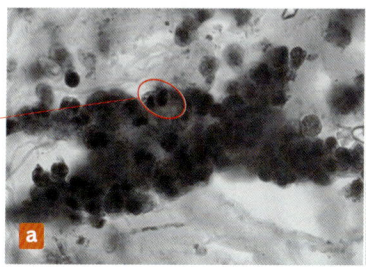

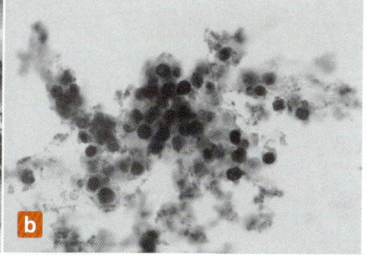

分葉核

a / b

HINT

分葉核で濃染	核所見	単核で濃染，核突出状

こっちは…
a 好中球

ANSWER
b 小細胞癌細胞（膀胱癌）

見るポイント 悪性細胞は a の好中球のように分葉核を示さない．b の小細胞癌細胞は強い細胞崩壊を示すが，核は濃染し，明らかにクロマチン増量が示唆される．これらの小型の悪性細胞を見落とさないように，注意深く観察することが大切である．

2—問題編　実践！実力 STEP UP

Q29 どっちが尿細管上皮細胞？

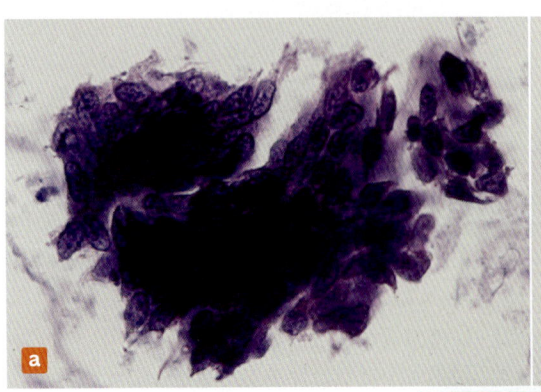

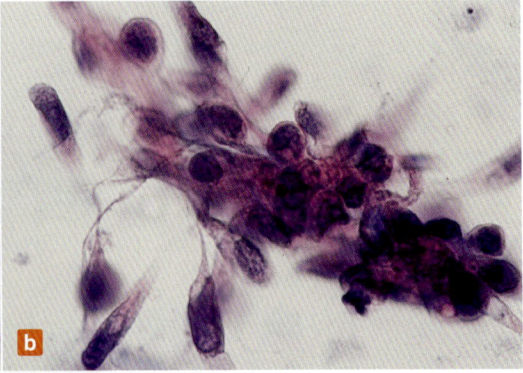

ANSWERは A29

a
b

HINT
表面構造？
辺縁構造？
核所見？

Q30 どっちが悪性細胞？

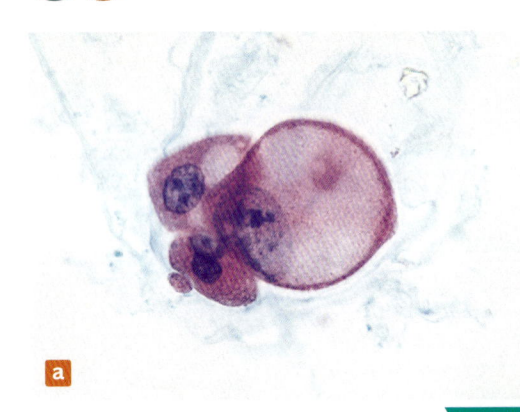

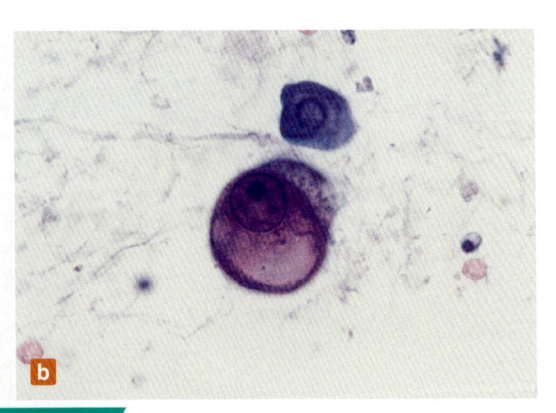

ANSWERは A30

a
b

HINT
表面構造？
核小体？

STEP UP Ⅱ 比較で見る　2. S染色　答えはどっち?

A29

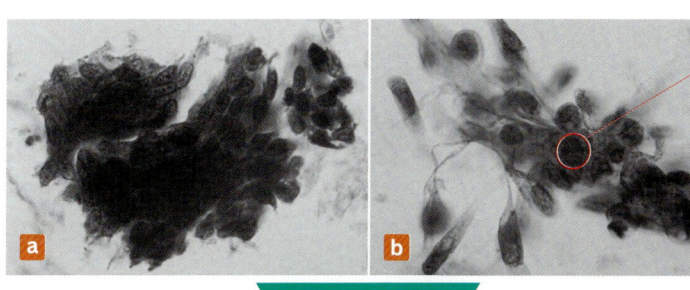

リポフスチン顆粒

HINT

微細顆粒状，均質状	表面構造	微細顆粒状
角状で不明瞭	辺縁構造	角状で明瞭
楕円形で核の大きさはほぼ揃っている	核所見	種々な核形を示し，大小不同性がある

こっちは…

ANSWER こっちが◯

a 子宮内膜細胞（間質細胞）　**b** 尿細管上皮細胞

見るポイント **a** は生理時に尿中に混入した子宮内膜細胞の間質細胞である．核は楕円形で，細胞質は薄く辺縁構造が不明瞭であり，青紫色調に染め出されている．**b** は洋梨型・オタマジャクシ型の尿細管上皮細胞である．軽度の核異型を示しているが，細胞質にはリポフスチン顆粒が認められる．

A30

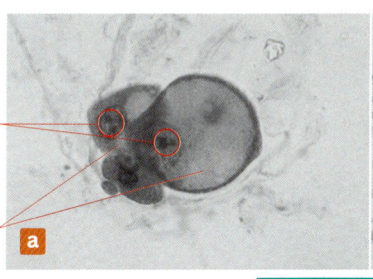

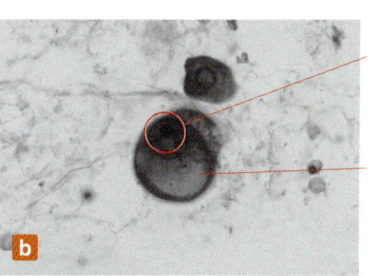

核小体
空胞
核小体
空胞

HINT

漆喰状	表面構造	ほぼ均質状
大きいが薄くみえ，辺縁不明瞭	核小体	大きく厚みがあり，辺縁明瞭

こっちは…

ANSWER こっちが◯

a 尿路上皮細胞　**b** 腺癌細胞（卵巣癌の尿路転移）

見るポイント **a** は空胞変性の著しい尿路上皮細胞である．核は偏在し，核増大を示すがクロマチンの増量はみられない．また，核小体は肥大を示すが薄く辺縁不明瞭である．**b** は表面構造がほぼ均質状で透明感があり，腺上皮由来の細胞が考えられる．核は偏在し大きく，核小体肥大を伴っていることから悪性が疑われる．

2—問題編

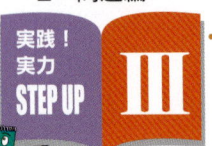

実践！実力 STEP UP

III 総合力を試す ???POINT??? ポイントはどこ？

1. 無染色

Q1 丸くて大きい細胞シリーズ—扁平上皮由来はどれ？

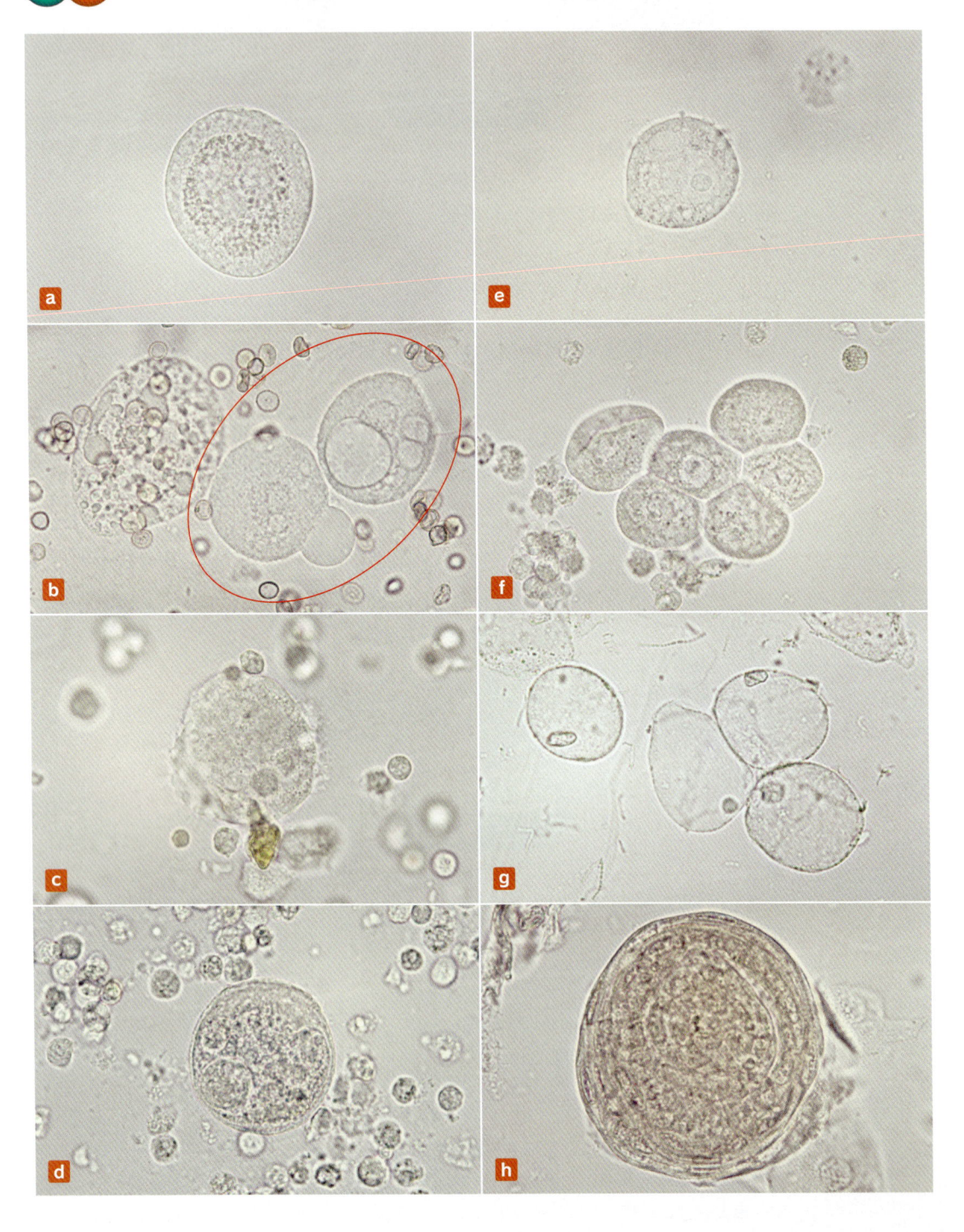

a

b

c

d

e

f

g

h

Ⓐ 1

[表面構造]　漆喰状
変性顆粒
核

ａ

核
核小体

ｅ

封入体
空胞
こぶ膨化状

ｂ

[表面構造]　細胞質が厚くくぼみ状

ｆ

辺縁がケバケバしている
白血球が重なっている

ｃ

核
細菌

ｇ

悪性細胞
核
悪性細胞
核

ｄ

核

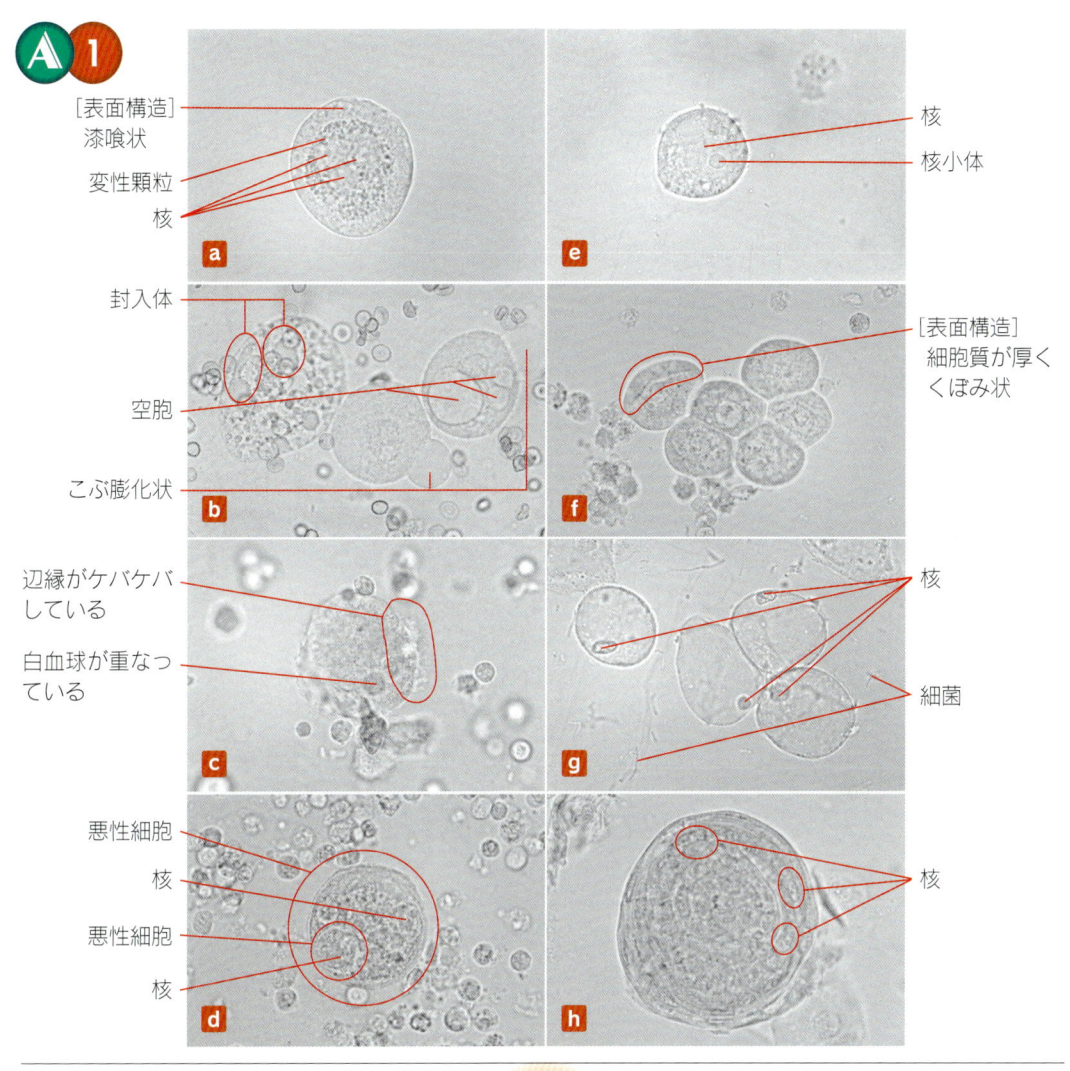

ｈ

ANSWER
ｂ ｆ ｇ ｈ

ポイントはここ

ａ 尿路上皮細胞………[表面構造]漆喰状

ｂ 扁平上皮細胞………[色調]灰色調　[表面構造]均質状　[辺縁構造]曲線状明瞭（一部こぶ膨化状）

ｃ 大食細胞……………[色調]灰白色調　[辺縁構造]鋸歯状不明瞭

ｄ 尿路上皮癌細胞……[特殊な形状]相互封入像　[色調]やや黄色調　[表面構造]漆喰状　[核所見]核増大・核形不整

ｅ 腺癌細胞……………[表面構造]均質状　[透明感]強い　[核所見]核増大・核小体肥大

ｆ 扁平上皮細胞………[色調]灰色調　[表面構造]顆粒成分不規則分布状，一部細胞質が厚くくぼみ状

ｇ 扁平上皮細胞………[色調]灰白色調　[表面構造]均質状　[辺縁構造]曲線状明瞭

ｈ 扁平上皮癌細胞……[細胞配列]渦巻状（真珠形成）　[色調]黄色調

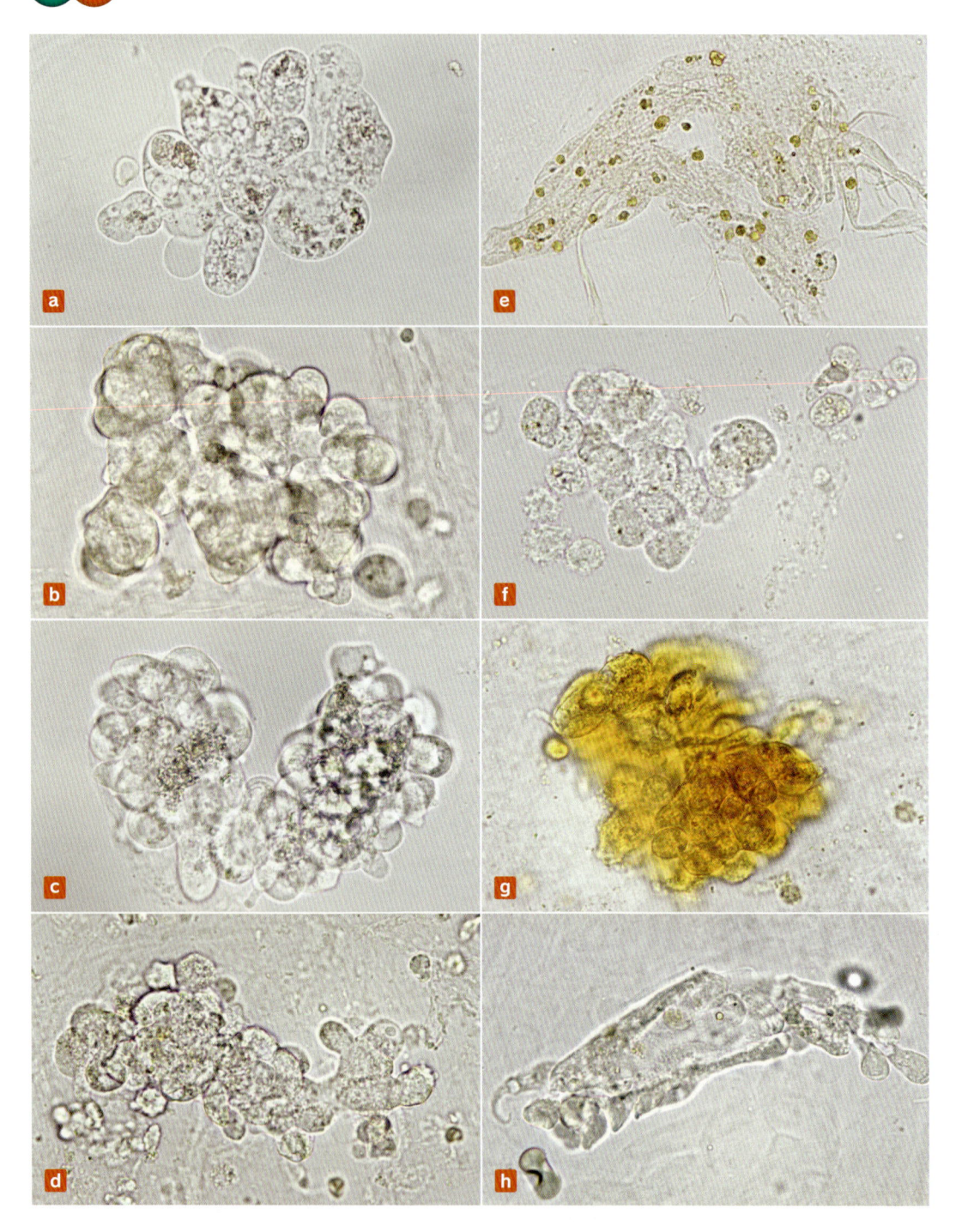

Q2 集塊状の細胞シリーズ―尿細管上皮細胞集塊はどれ？

a

b

c

d

e

f

g

h

STEP UP III 総合力を試す　1. 無染色　ポイントはどこ？

A2

[特殊成分] 治療薬剤蓄積？
空胞
こぶ膨化状

リポフスチン顆粒

[辺縁構造] 鋸歯状不明瞭
[細胞境界] 不明瞭

塩類
[細胞配列] 花冠状

[細胞境界] 明瞭

核
核小体

管腔状
シュウ酸Ca結晶

ポイントはここ

ANSWER
a c e h

a 尿細管上皮細胞…[細胞配列]花冠状　[特殊成分]治療薬剤が蓄積したと考えられる顆粒　[色調]灰白色調　[辺縁構造]曲線状明瞭（一部こぶ膨化状）

b 尿路上皮癌細胞…[細胞配列]乳頭状　[結合性]あり　[色調]やや黄色調　[辺縁構造]曲線状明瞭

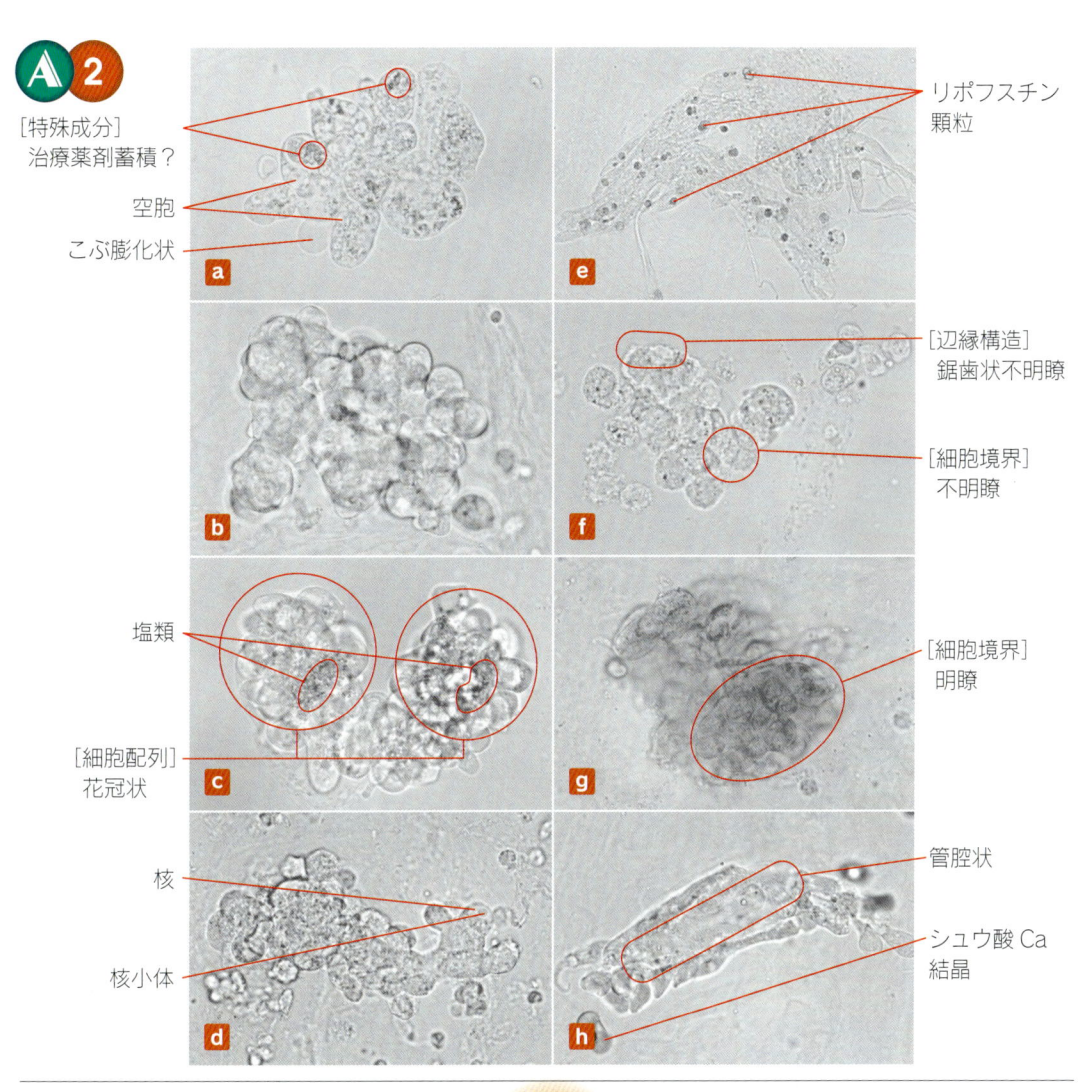

c 尿細管上皮細胞…[細胞配列]集塊の両端は花冠状　[色調]灰白色調　[表面構造]均質状　[辺縁構造]曲線状明瞭　[透明感]強い　[その他]塩類付着

d 腺癌細胞…………[細胞配列]乳頭状　[細胞境界]不明瞭　[辺縁構造]曲線状明瞭　[核所見]N/C比大・核小体肥大

e 尿細管上皮細胞…[細胞配列]紡錘状　[表面構造]微細顆粒状　[その他]リポフスチン顆粒あり

f 大食細胞…………[結合性]なし　[細胞境界]不明瞭　[色調]灰白色調　[表面構造]綿菓子状　[辺縁構造]鋸歯状不明瞭

g 尿路上皮細胞……[細胞配列]多列上皮様　[結合性]あり　[細胞境界]明瞭　[色調]濃黄色調（ビリルビン色素沈着）　[表面構造]漆喰状　[辺縁構造]角状明瞭

h 尿細管上皮細胞…[細胞配列]管腔形成

Q3 突起をもつ細胞シリーズ—扁平上皮由来はどれ？

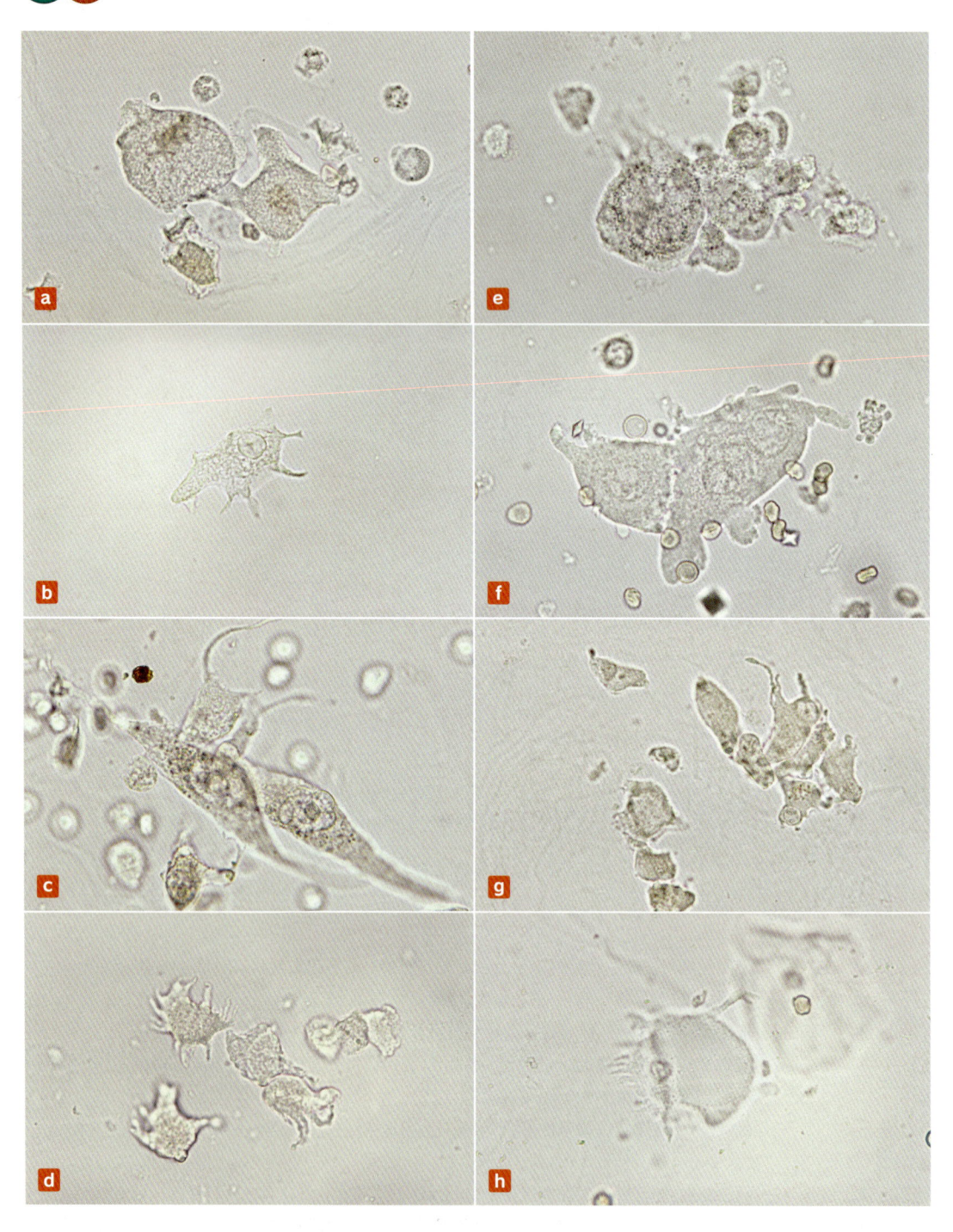

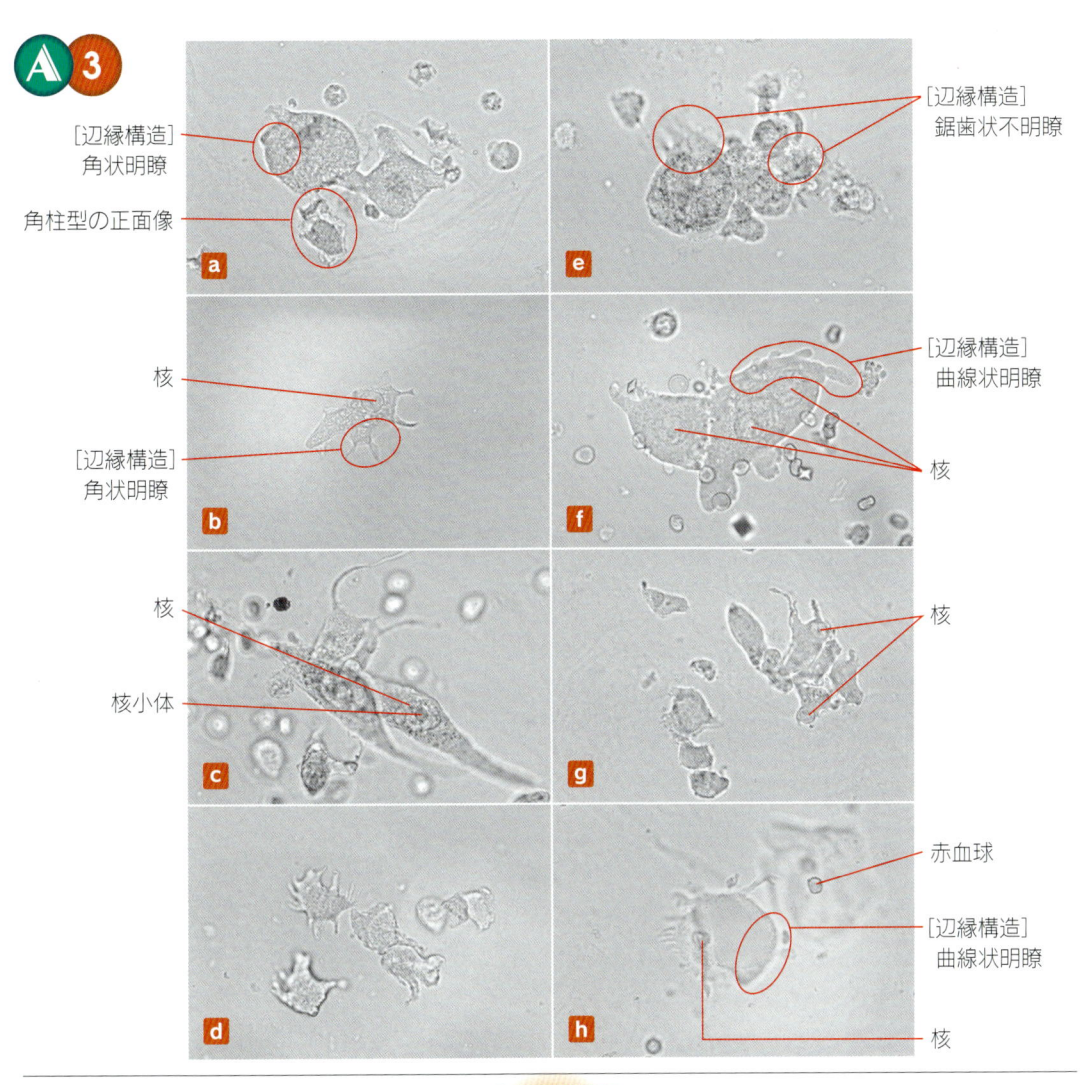

STEP UP III 総合力を試す　1.無染色　ポイントはどこ？

A3

a
- [辺縁構造] 角状明瞭
- 角柱型の正面像

b
- 核
- [辺縁構造] 角状明瞭

c
- 核
- 核小体

d

e
- [辺縁構造] 鋸歯状不明瞭

f
- [辺縁構造] 曲線状明瞭
- 核

g
- 核

h
- 赤血球
- [辺縁構造] 曲線状明瞭
- 核

ANSWER
f　h

ポイントはここ

a 尿細管上皮細胞…[表面構造]微細顆粒状　[辺縁構造]角状明瞭
b 尿路上皮細胞……[表面構造]漆喰状　[辺縁構造]角状明瞭
c 腺癌細胞…………[表面構造]微細顆粒状　[辺縁構造]角状明瞭　[核所見]核増大・核形不整・核小体肥大
　　　　　　　　　　[その他]脂肪顆粒あり
d 尿細管上皮細胞…[表面構造]微細顆粒状　[辺縁構造]鋸歯状および角状明瞭
e 大食細胞…………[表面構造]綿菓子状　[辺縁構造]鋸歯状不明瞭　[その他]脂肪顆粒あり
f 扁平上皮細胞……[表面構造]均質状　[辺縁構造]曲線状明瞭
g 尿細管上皮細胞…[表面構造]均質状　[辺縁構造]角状明瞭
h 扁平上皮細胞……[表面構造]均質状　[辺縁構造]曲線状明瞭

Q4 小型の細胞集塊シリーズ―悪性細胞はどれ？

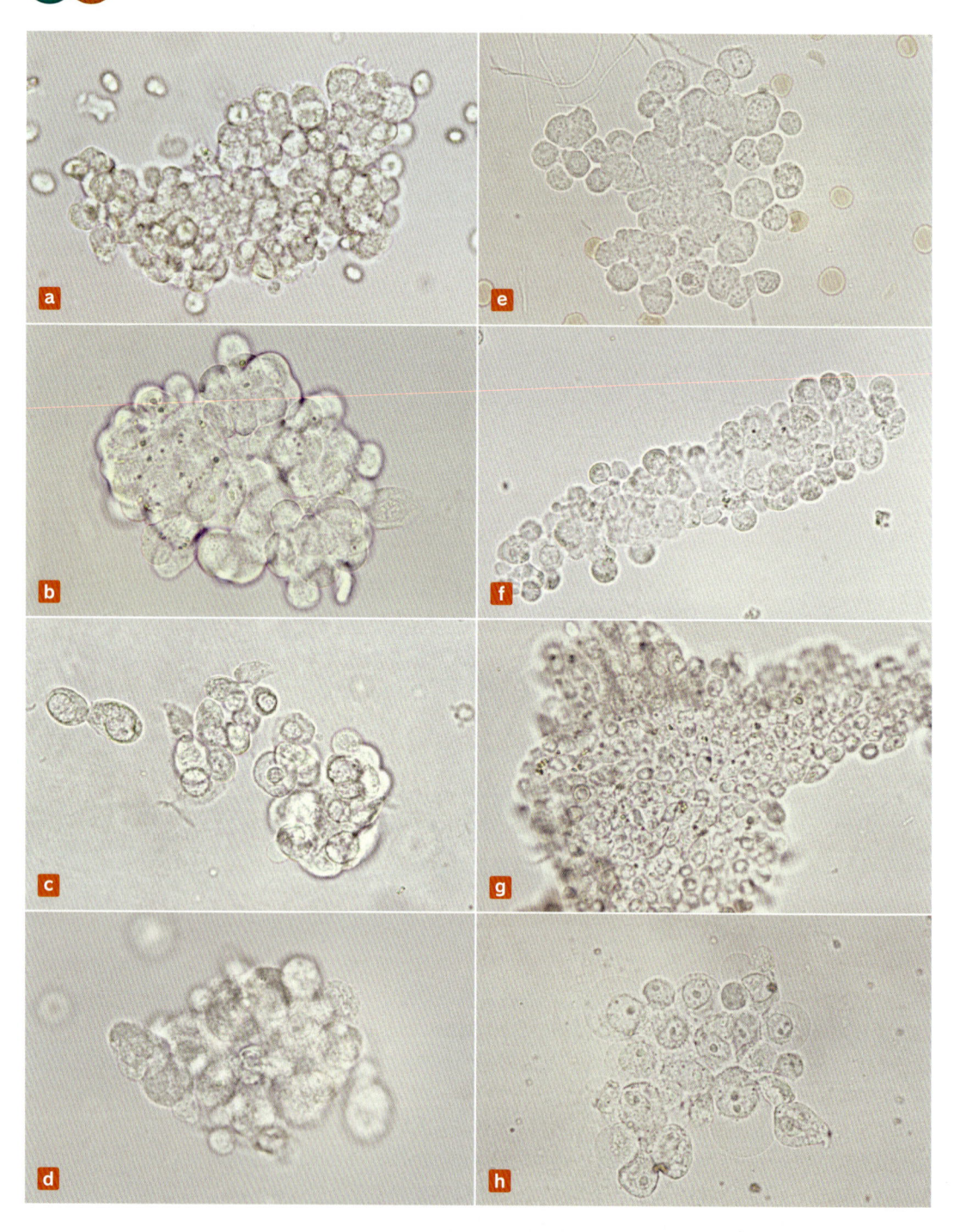

STEP UP III 総合力を試す 1.無染色 ポイントはどこ?

A4

a — 線毛

b — リポフスチン顆粒／[表面構造]漆喰状／[辺縁構造]角状明瞭

c — 核

d — [細胞境界]不明瞭／[辺縁構造]鋸歯状不明瞭／核

e — 核／赤血球

f — 単球／好中球

g — リポフスチン顆粒／核

h — 核／核小体

ANSWER c e h

ポイントはここ

a 円柱上皮細胞……[特殊な形状]線毛あり
b 尿路上皮細胞……[細胞配列]乳頭状　[表面構造]一部漆喰状　[辺縁構造]一部角状明瞭　[その他]リポフスチン顆粒あり
c 扁平上皮癌細胞…[色調]灰色調　[表面構造]均質状・顆粒成分不規則分布状　[核所見]N/C比大・核形不整
d 大食細胞…………[細胞境界]不明瞭　[表面構造]綿菓子状　[辺縁構造]鋸歯状不明瞭
e 小細胞癌細胞……[結合性]あり　[辺縁構造]曲線状明瞭　[核所見]N/C比大(裸核状)・核形不整
f 白血球（単球と好中球）……[結合性]なし　[核所見]分葉状・馬蹄形・くびれ状
g 円柱上皮細胞……[細胞配列]シート状(蜂巣状)　[核所見]ほぼ赤血球大　[その他]リポフスチン顆粒あり
h 腺癌細胞…………[細胞配列]シート状(蜂巣状)　[核所見]N/C比大・核小体肥大・核形不整

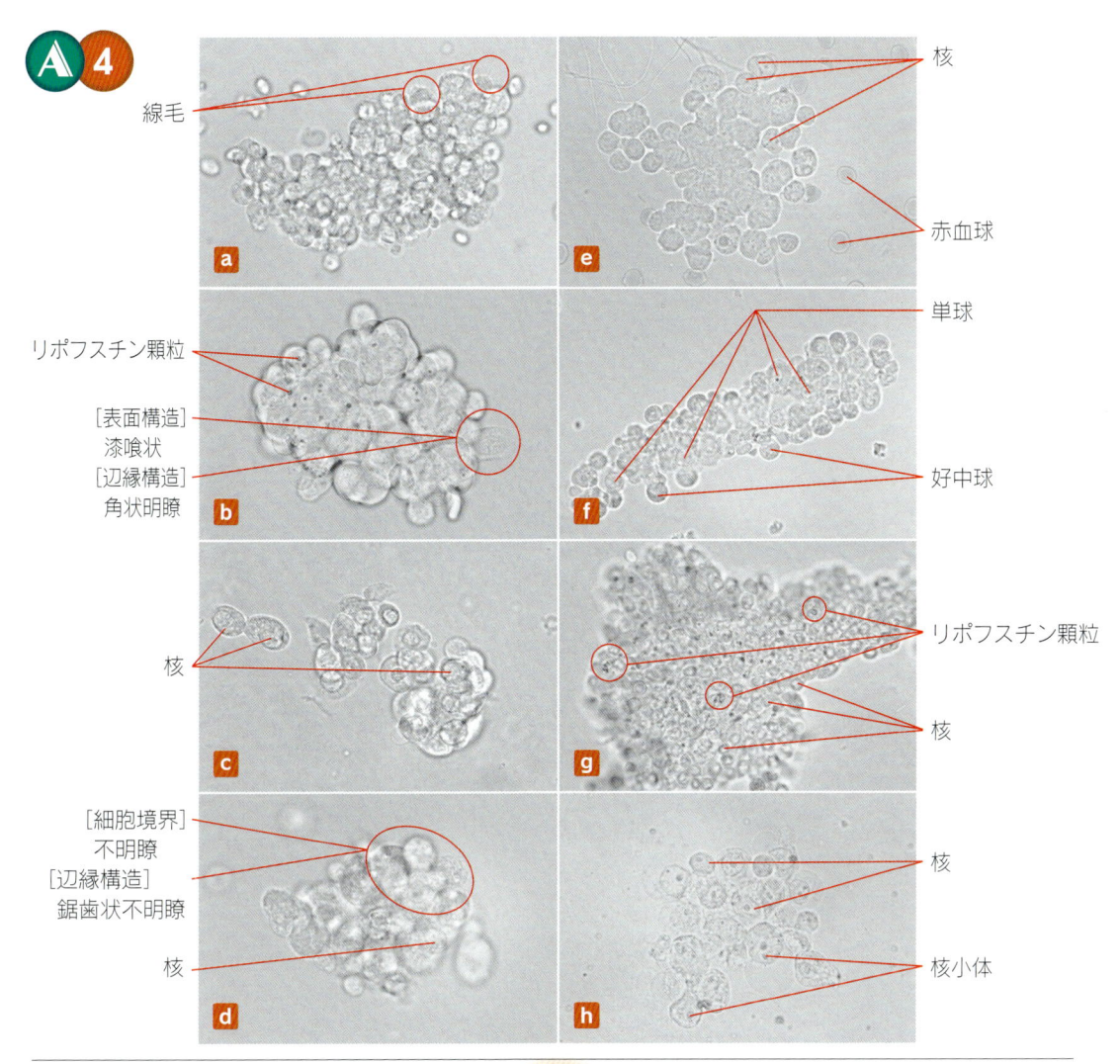

105

263-00866

Q5 紡錘状の細胞シリーズ—尿路上皮由来はどれ？

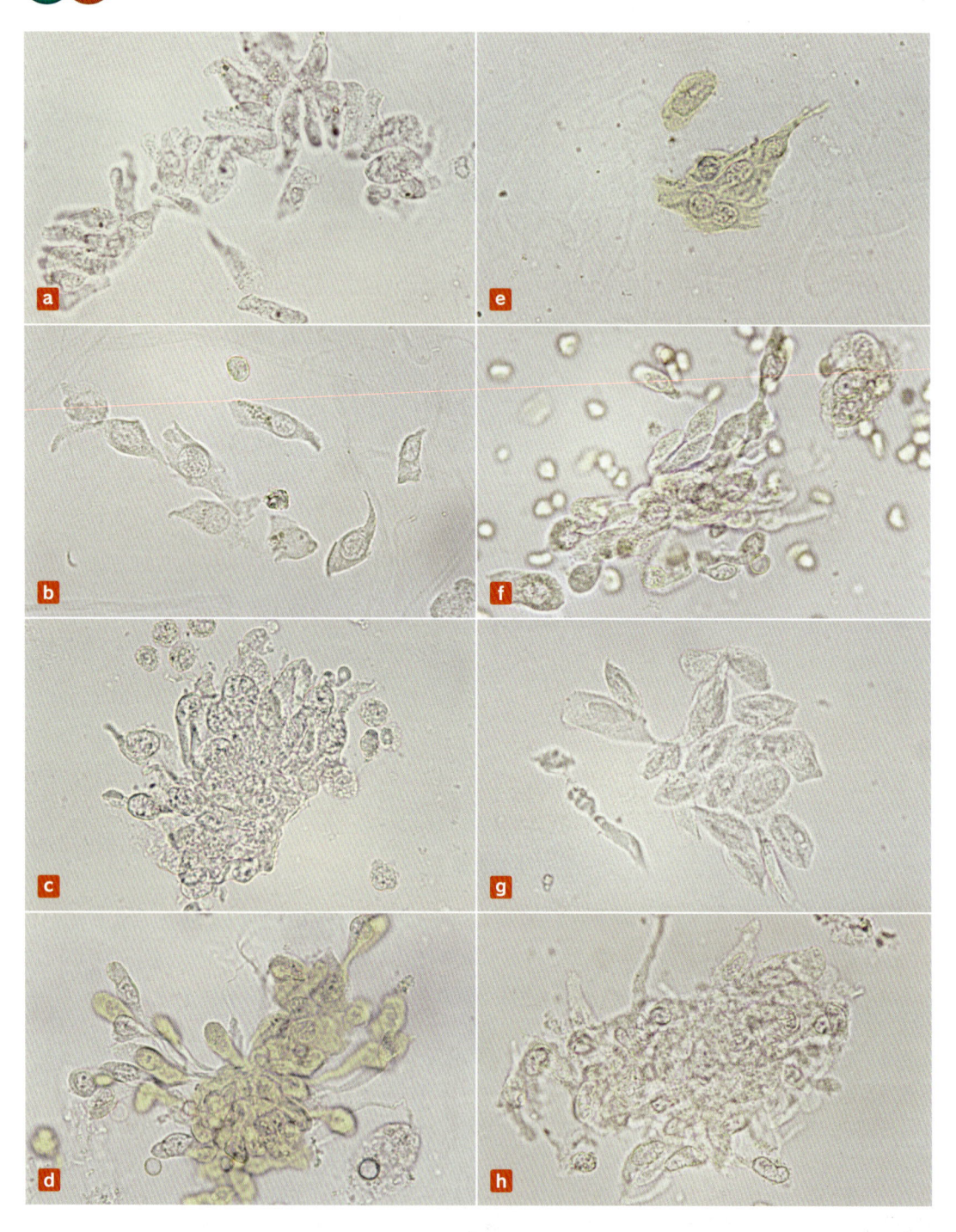

STEP UP III 総合力を試す　1. 無染色　ポイントはどこ？

A 5

- 一端が平坦
- 核

a

- 核

e

- 核
- しわ状
- リポフスチン顆粒

b

- 核

f

- 核
- 一端が平坦

c

- 核

g

- 小型の表層型細胞
- 中層型細胞
- 核

d

- 核

h

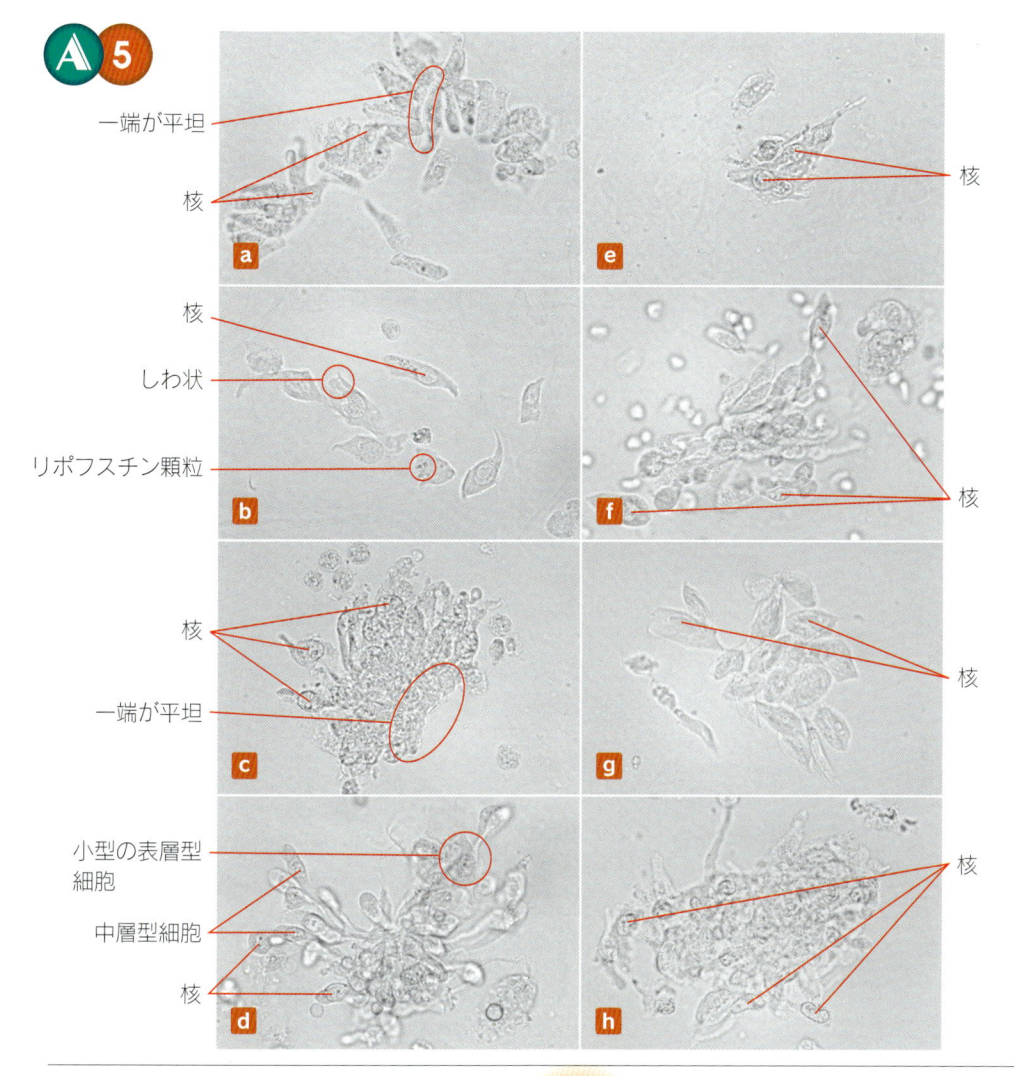

ANSWER
d　f

ポイントはここ

- **a 円柱上皮細胞**……［細胞配列］柵状　［色調］灰白色調　［表面構造］レース網目状　［辺縁構造］角状明瞭　［核所見］赤血球大
- **b 尿細管上皮細胞**…［表面構造］微細顆粒状・一部しわ状　［辺縁構造］角状明瞭または不明瞭
- **c 腺癌細胞**…………［細胞配列］柵状　［表面構造］不規則型顆粒状　［核所見］核増大・大小不同性
- **d 尿路上皮細胞**……［色調］黄色調　［表面構造］漆喰状　［辺縁構造］角状明瞭
- **e 尿細管上皮細胞**…［色調］黄色調　［表面構造］微細顆粒状・細胞質が薄くしわ状・ひだ状　［辺縁構造］角状明瞭または不明瞭
- **f 尿路上皮細胞**……［色調］黄色調　［表面構造］漆喰状　［辺縁構造］角状明瞭
- **g 扁平上皮細胞**……［色調］灰色調　［表面構造］均質状・顆粒成分不規則分布状　［辺縁構造］角状明瞭　［その他］錯角化型
- **h 単球・大食細胞**…［細胞境界］不明瞭　［表面構造］綿菓子状　［核所見］馬蹄形・楕円形

263-00866

107

2. S染色

Q1 核形不整シリーズ—単球・大食細胞はどれ？

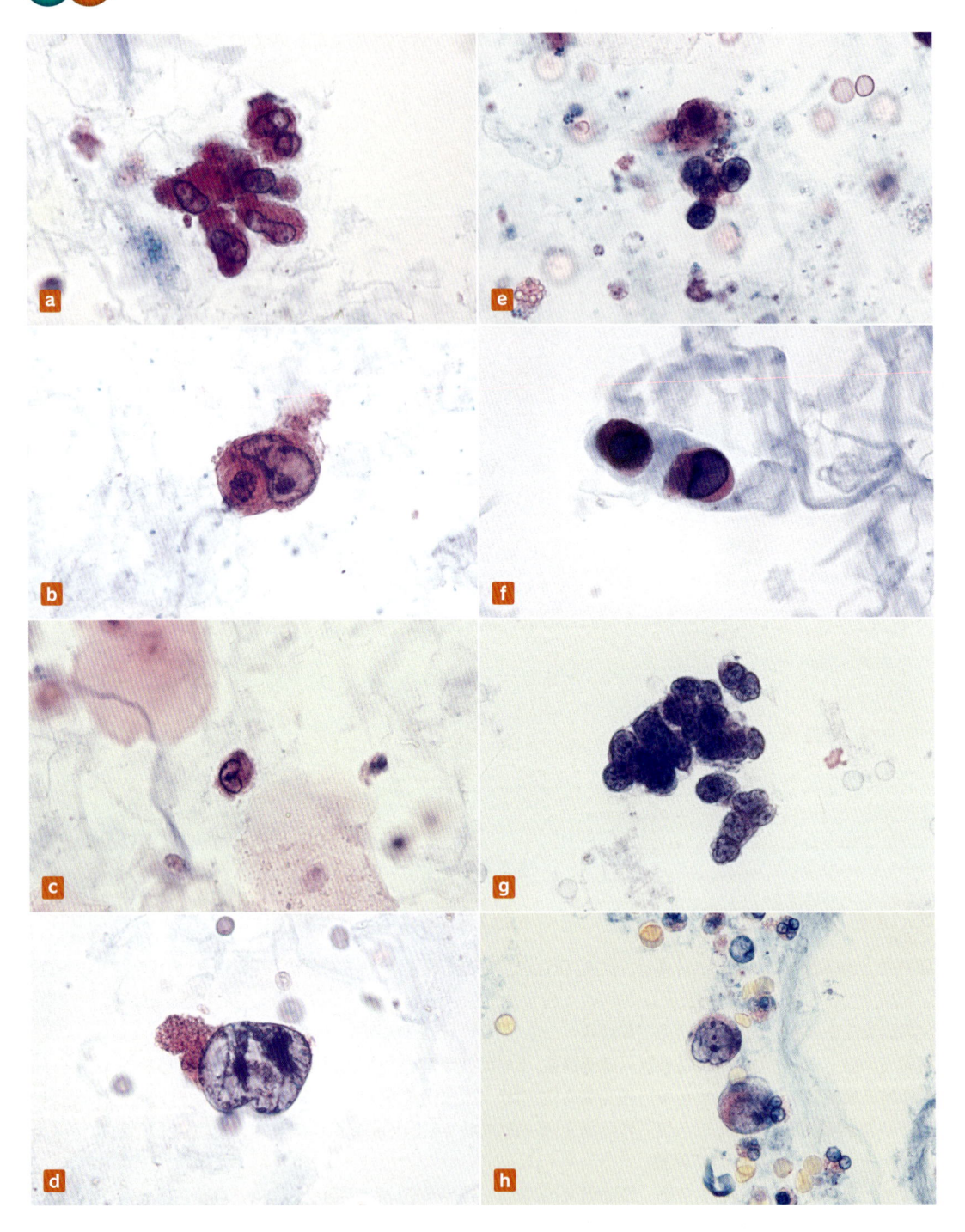

a

b

c

d

e

f

g

h

A 1

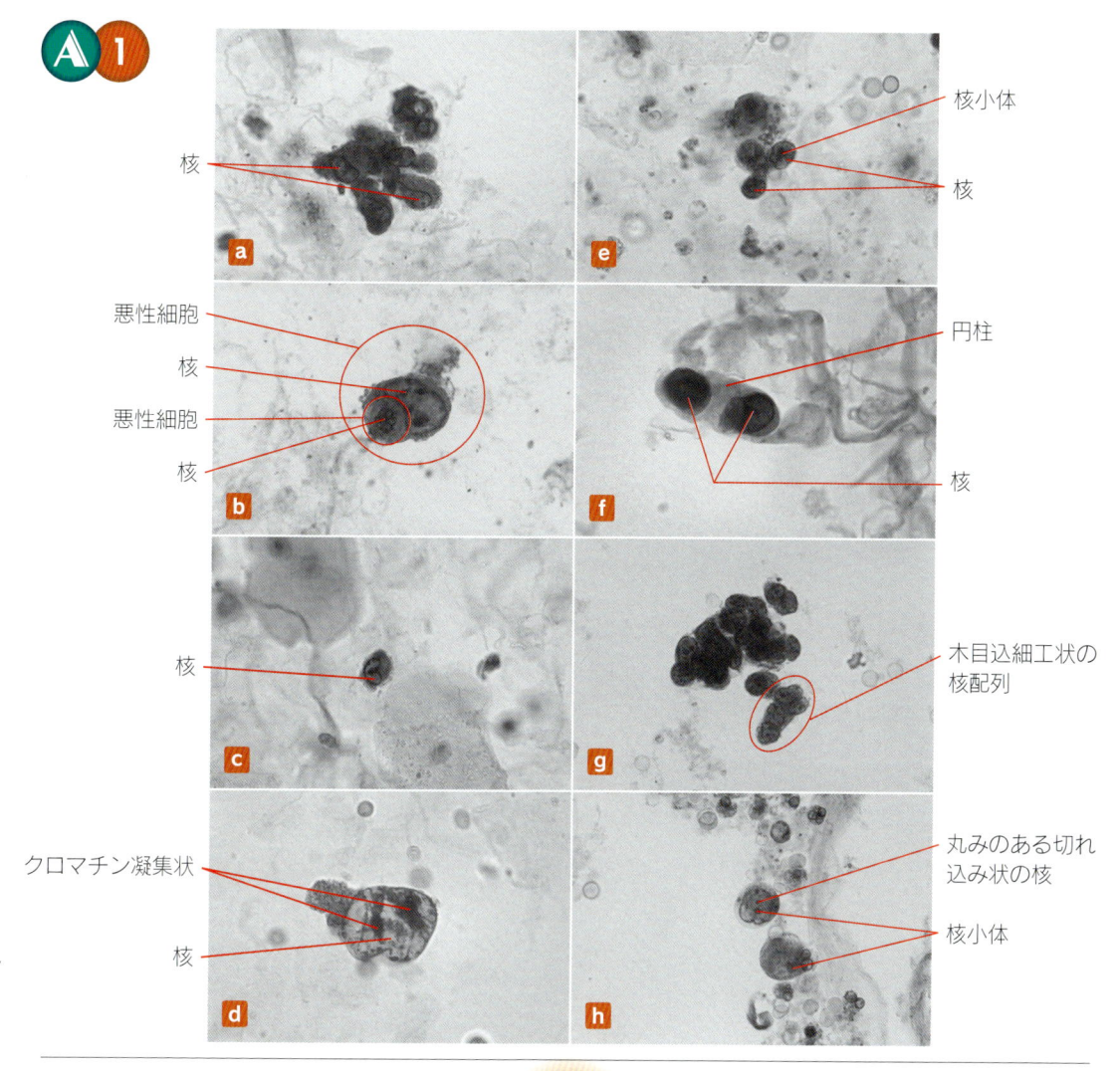

画像ラベル:
- a: 核
- b: 悪性細胞、核、悪性細胞、核
- c: 核
- d: クロマチン凝集状、核
- e: 核小体、核
- f: 円柱、核
- g: 木目込細工状の核配列
- h: 丸みのある切れ込み状の核、核小体

ポイントはここ

ANSWER a c

a 単球・大食細胞…［表面構造］綿菓子状　［辺縁構造］鋸歯状不明瞭　［核所見］馬蹄形・クロマチン増量なし
b 尿路上皮癌細胞…［特殊な形状］相互封入像　［表面構造］漆喰状　［辺縁構造］角状明瞭　［核所見］核増大・核小体肥大
c 単球…………………［表面構造］綿菓子状　［辺縁構造］鋸歯状不明瞭　［核所見］くびれ状
d 尿細管上皮細胞…［表面構造］微細顆粒状　［辺縁構造］鋸歯状明瞭　［核所見］崩壊・クロマチン凝集状　［臨床的背景］抗癌剤による影響
e 腺癌細胞…………［細胞配列］花冠状　［核所見］N/C比大・クロマチン増量・核小体肥大
f ヒトポリオーマウイルス感染細胞……［表面構造］均質状　［核所見］核増大・スリガラス状
g 小細胞癌細胞……［結合性］あり　［核所見］木目込細工状配列・N/C比大（裸核状）・クロマチン増量
h 腺癌細胞…………［表面構造］微細顆粒状　［核所見］N/C比大・核小体肥大

Q2 核内容物シリーズ—悪性細胞はどれ？

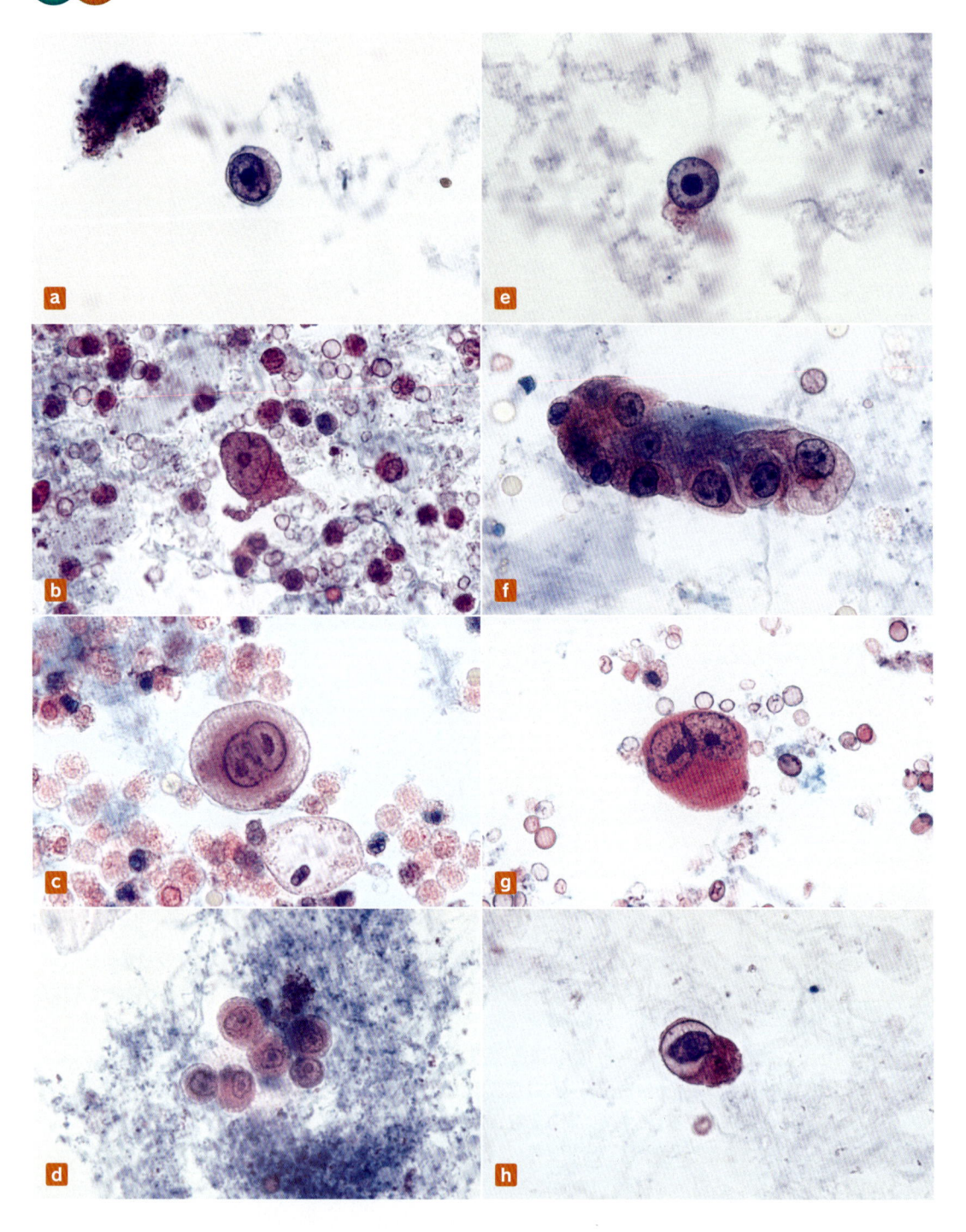

a

b

c

d

e

f

g

h

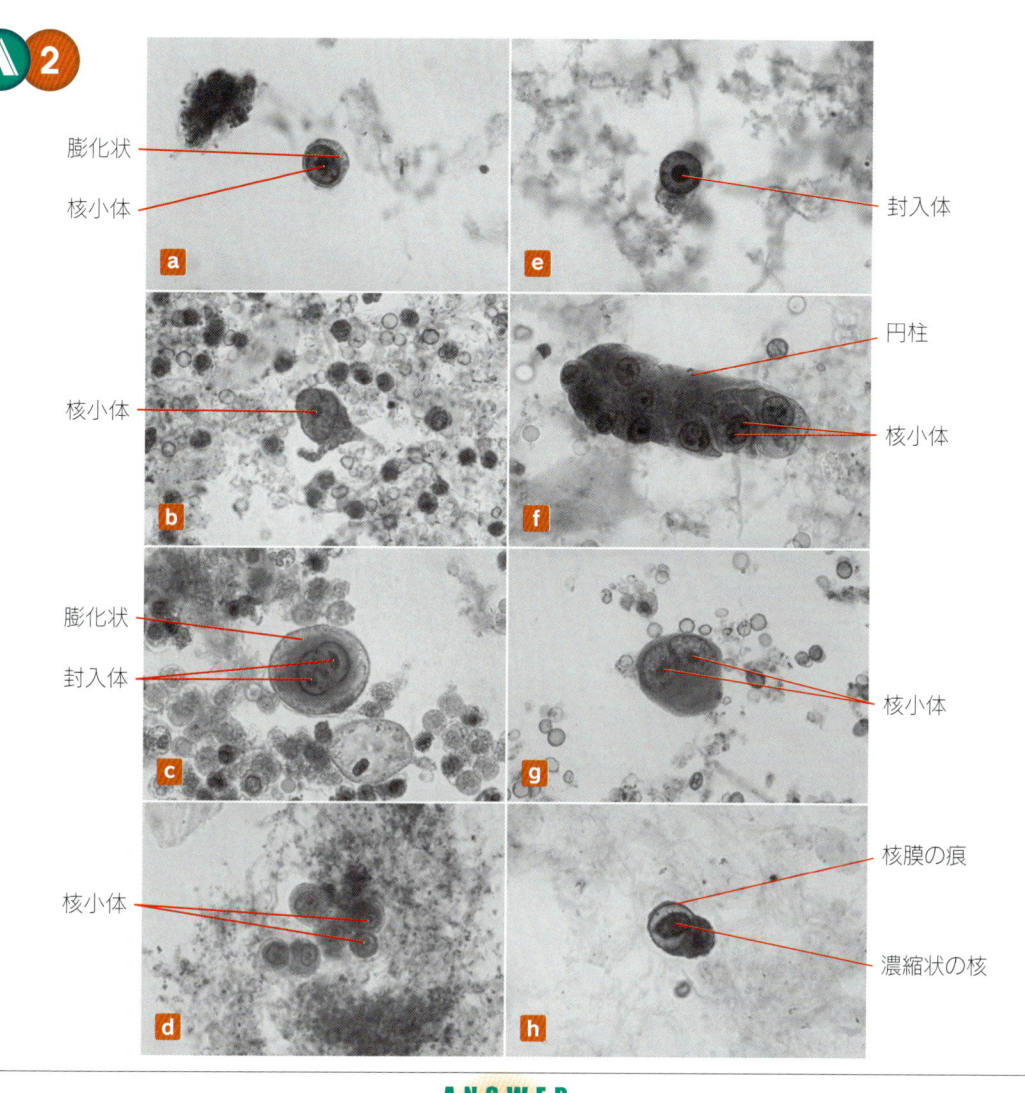

STEP UP III 総合力を試す 2.S染色 ポイントはどこ？

A2

(a) 膨化状／核小体
(b) 核小体
(c) 膨化状／封入体
(d) 核小体
(e) 封入体
(f) 円柱／核小体
(g) 核小体
(h) 核膜の痕／濃縮状の核

ポイントはここ

ANSWER a b d

- **a** 腺癌細胞………［辺縁構造］曲線状明瞭（膨化状）　［核所見］核小体肥大・N/C比大・核縁肥厚
- **b** 尿路上皮癌細胞…［表面構造］不規則型顆粒状　［辺縁構造］角状明瞭　［核所見］核小体肥大・N/C比大・核形不整
- **c** 核内封入体細胞…［辺縁構造］曲線状明瞭（膨化状）　［核所見］封入体（周囲に明庭）
- **d** 腺癌細胞………［表面構造］微細顆粒状　［結合性］あり　［核所見］核小体肥大・核形不整・核縁肥厚
- **e** 核内封入体細胞…［表面構造］不規則型顆粒状　［核所見］封入体（周囲に明庭）
- **f** 尿細管上皮細胞…［表面構造］微細顆粒状　［核所見］核小体肥大・数の増加・クロマチン増量なし
- **g** 尿路上皮細胞……［表面構造］漆喰状　［辺縁構造］角状明瞭　［核所見］軽度核増大・核小体肥大・クロマチン増量なし
- **h** 尿細管上皮細胞…［表面構造］不規則型顆粒状　［核所見］濃縮状（周囲に明庭）・N/C比大

Q3 小型細胞シリーズ―悪性細胞はどれ？

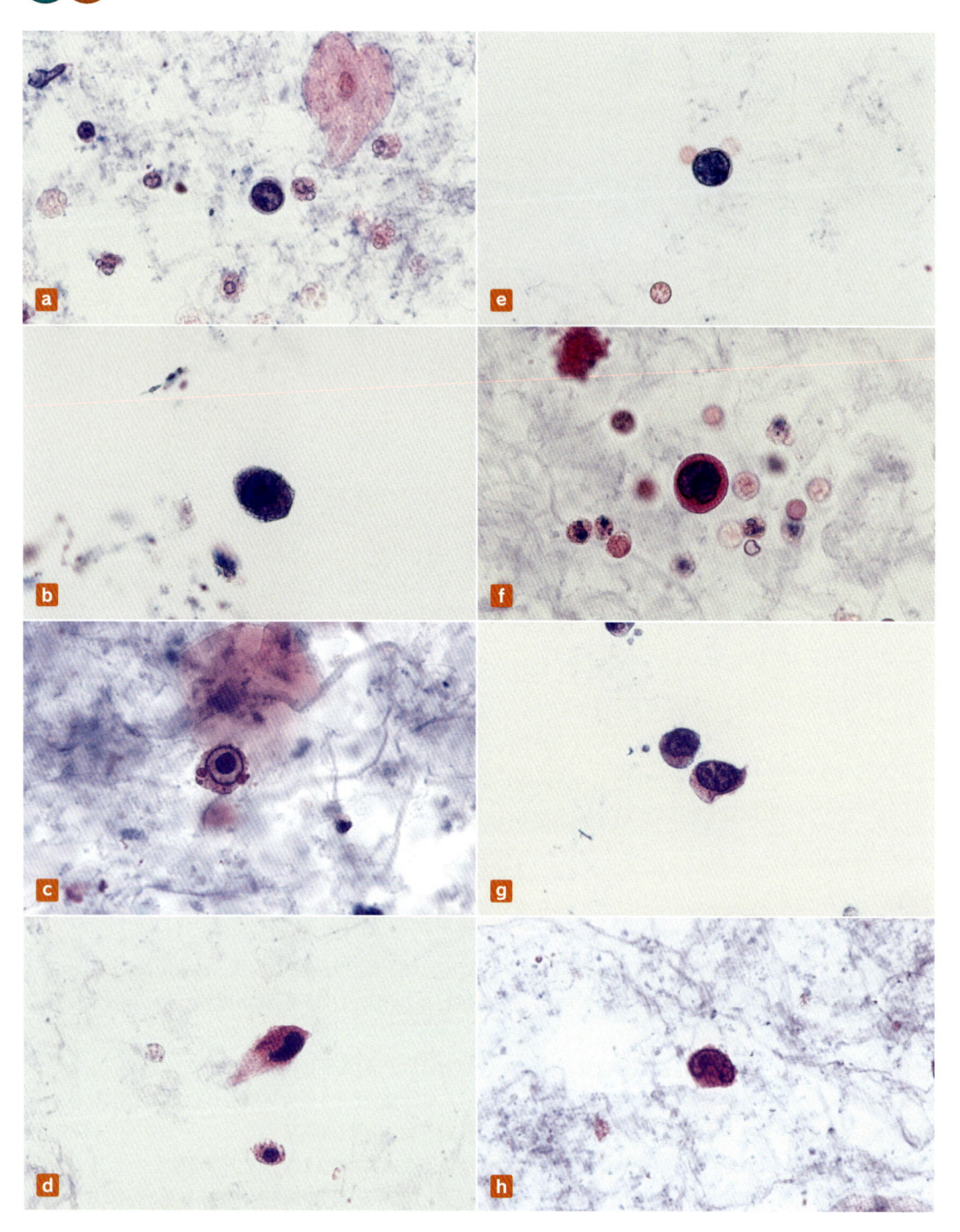

STEP UP III 総合力を試す 2. S染色 ポイントはどこ？

A3

好中球（崩壊強い） — a

核小体 — b

核内封入体 / 細胞質内封入体 — c

核 — d

赤血球 — e

好中球 / 赤血球 — f

核 / [辺縁構造]角状明瞭 — g

核 — h

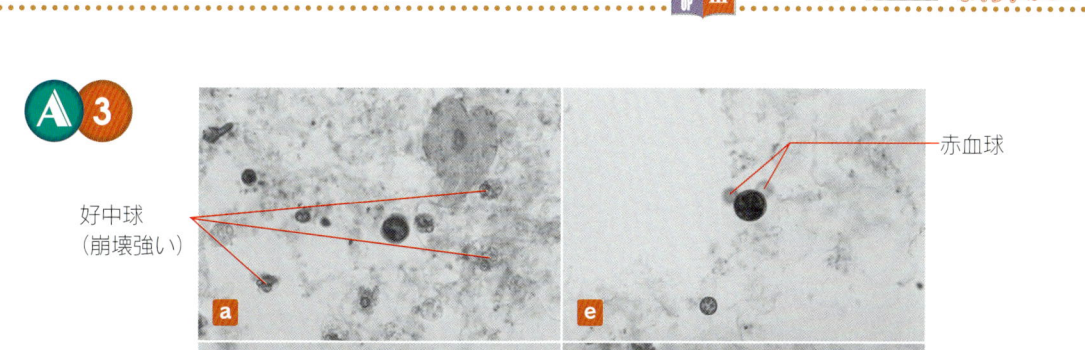

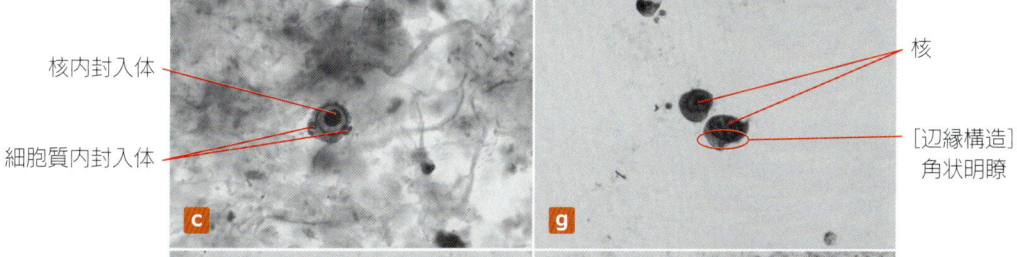

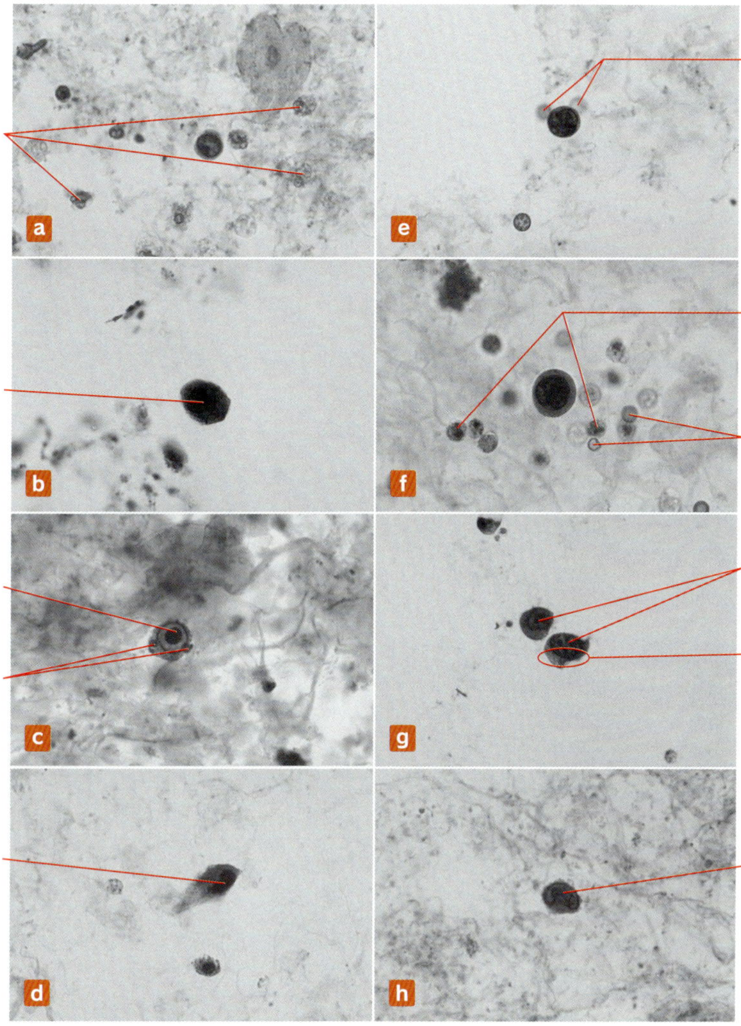

ANSWER
b d e f g

ポイントはここ

- **a** リンパ球…………［表面構造］均質状　［辺縁構造］曲線状明瞭　［核所見］N/C比大・クロマチン増量なし
- **b** 腺癌細胞…………［表面構造］微細顆粒状　［核所見］N/C比大・クロマチン増量・核小体肥大
- **c** 核内封入体細胞…［表面構造］微細顆粒状　［核所見］封入体（周囲に明庭）・N/C比大
- **d** 尿路上皮癌細胞…［表面構造］漆喰状　［辺縁構造］角状明瞭　［核所見］核形不整・クロマチン増量
- **e** 悪性リンパ腫細胞…［表面構造］均質状　［辺縁構造］曲線状明瞭　［核所見］N/C比大・クロマチン増量・核形不整
- **f** 扁平上皮癌細胞…［表面構造］均質状　［辺縁構造］曲線状明瞭　［核所見］N/C比大・クロマチン増量・核形不整　［特殊な形状］輪状構造あり
- **g** 尿路上皮癌細胞…［表面構造］漆喰状　［辺縁構造］角状明瞭　［核所見］N/C比大・クロマチン増量
- **h** 単球………………［表面構造］綿菓子状　［辺縁構造］鋸歯状不明瞭　［核所見］馬蹄形

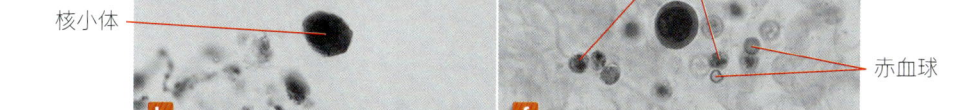

2—問題編　実践！実力 STEP UP

Q4 丸くて大きい細胞シリーズ—大食細胞はどれ？

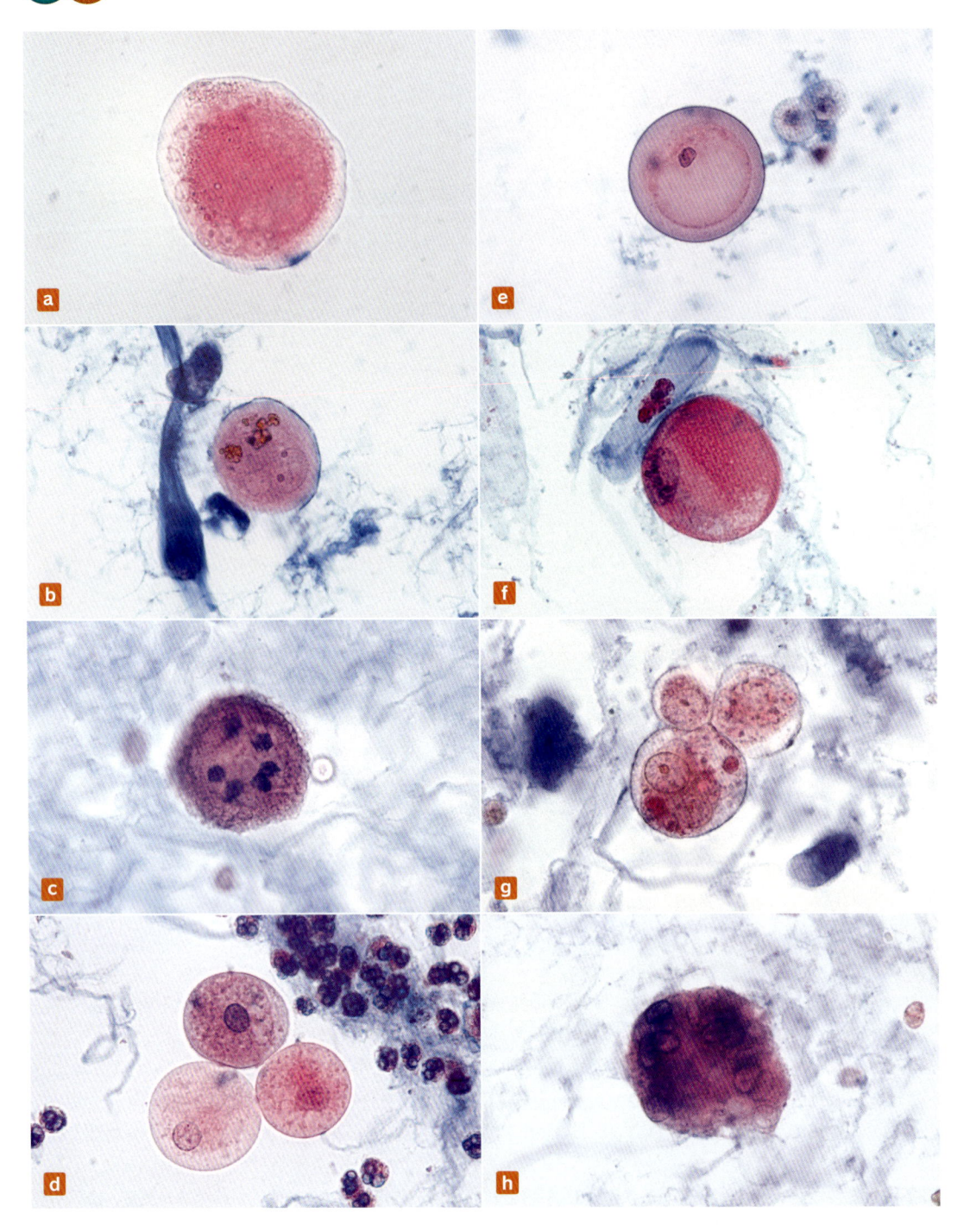

a

b

c

d

e

f

g

h

A 4

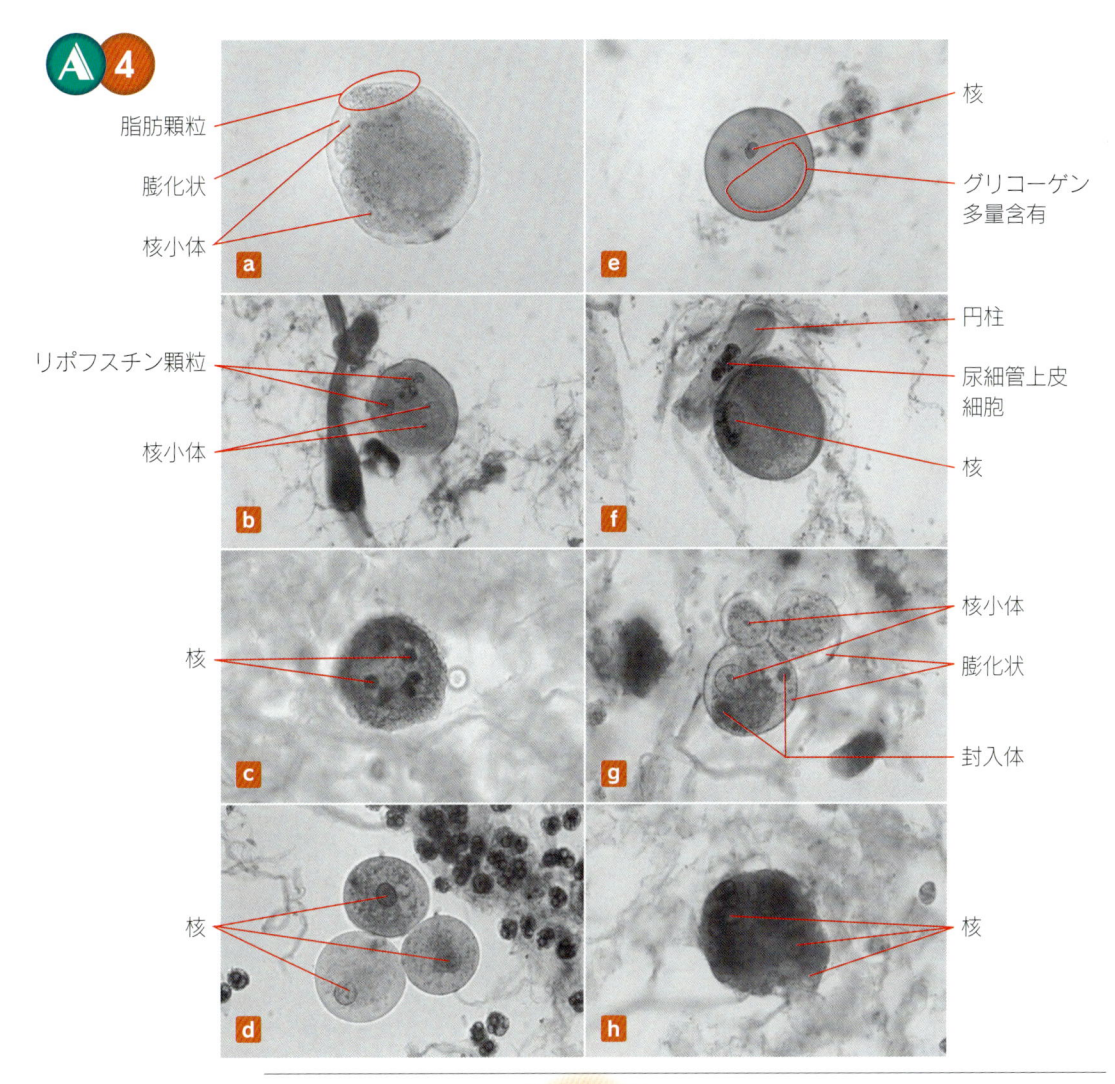

(a) 脂肪顆粒 / 膨化状 / 核小体

(e) 核 / グリコーゲン多量含有

(b) リポフスチン顆粒 / 核小体

(f) 円柱 / 尿細管上皮細胞 / 核

(c) 核

(g) 核小体 / 膨化状 / 封入体

(d) 核

(h) 核

ANSWER
a〜h

ポイントはここ

a 大食細胞…………［表面構造］綿菓子状　［辺縁構造］曲線状明瞭（膨化状）　［核所見］多核　［その他］脂肪顆粒あり

b 尿細管上皮細胞…［表面構造］均質状　［辺縁構造］曲線状明瞭　［その他］リポフスチン顆粒あり

c 尿路上皮細胞……［表面構造］漆喰状　［核所見］多核

d 扁平上皮細胞……［表面構造］均質状・顆粒成分不規則分布状　［辺縁構造］曲線状明瞭

e 扁平上皮細胞……［表面構造］均質状　［辺縁構造］曲線状明瞭　［その他］グリコーゲン多量含有

f 尿路上皮細胞……［表面構造］漆喰状

g 尿細管上皮細胞…［表面構造］微細顆粒状　［辺縁構造］曲線状明瞭または不明瞭（膨化状）　［核所見］膨化状

h 大食細胞…………［表面構造］綿菓子状　［辺縁構造］鋸歯状不明瞭　［核所見］多核・馬蹄形・くびれ状

Q5 長い細胞シリーズ—悪性細胞はどれ？

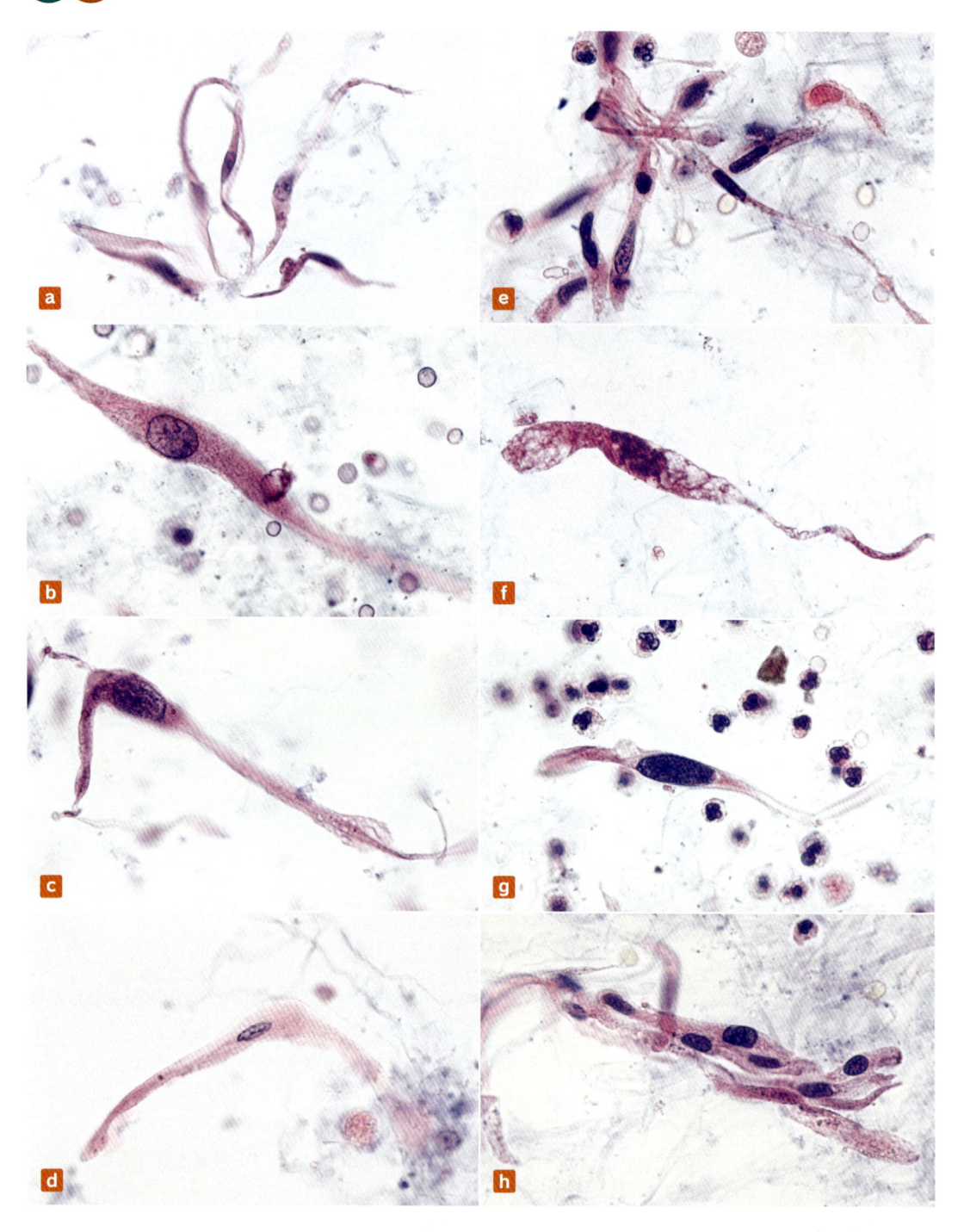

a

b

c

d

e

f

g

h

STEP UP Ⅲ 総合力を試す　2. S染色　ポイントはどこ？

A5

画像中のラベル：

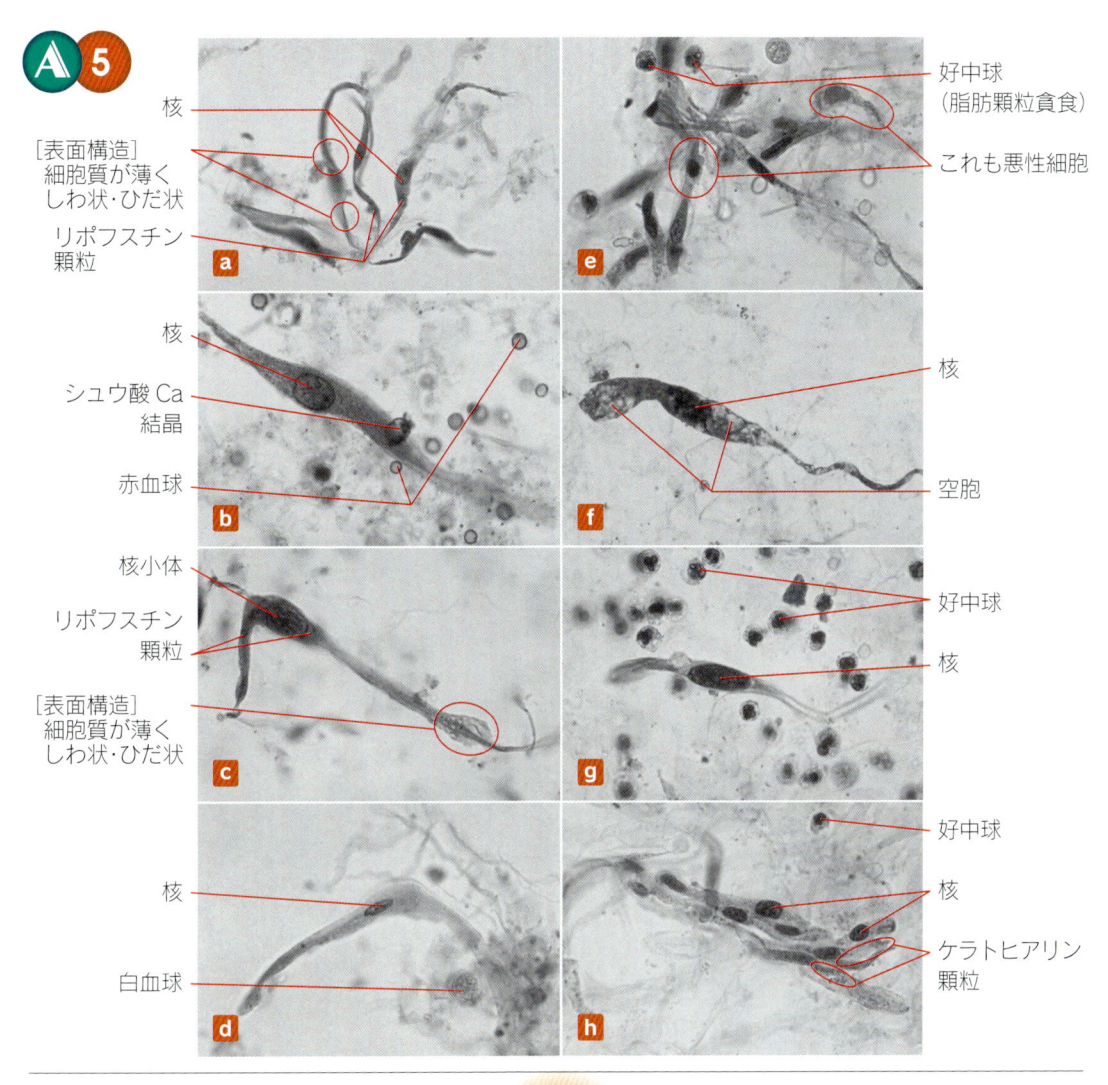

- a: 核／[表面構造]細胞質が薄くしわ状・ひだ状／リポフスチン顆粒
- b: 核／シュウ酸Ca結晶／赤血球
- c: 核小体／リポフスチン顆粒／[表面構造]細胞質が薄くしわ状・ひだ状
- d: 核／白血球
- e: 好中球（脂肪顆粒貪食）／これも悪性細胞
- f: 核／空胞
- g: 好中球／核
- h: 好中球／核／ケラトヒアリン顆粒

ANSWER　e g h

ポイントはここ

a 尿細管上皮細胞…［表面構造］微細顆粒状・レース網目状・細胞質が薄くしわ状・ひだ状　［その他］リポフスチン顆粒あり

b 尿路上皮細胞……［表面構造］漆喰状　［辺縁構造］角状明瞭　［核所見］軽度核増大・クロマチン増量なし

c 尿細管上皮細胞…［表面構造］微細顆粒状・細胞質が薄くしわ状・ひだ状　［その他］リポフスチン顆粒あり

d 扁平上皮細胞……［表面構造］均質状　［染色態度］淡桃色調　［核所見］クロマチン増量なし

e 扁平上皮癌細胞…［表面構造］均質状・顆粒成分不規則分布状　［染色態度］赤紫色調　［核所見］大小不同性・核形不整・クロマチン増量

f 尿細管上皮細胞…［表面構造］不規則型顆粒状・空胞変性状　［核所見］崩壊状

g 扁平上皮癌細胞…［表面構造］均質状　［染色態度］赤紫色調　［核所見］核増大・クロマチン増量

h 扁平上皮癌細胞…［表面構造］顆粒成分不規則分布状　［染色態度］赤紫色調　［核所見］クロマチン増量　［その他］ケラトヒアリン顆粒あり

2—問題編

IV 尿沈渣所見から考える 病態は何？

???BYOUTAI???

症例① 73歳，男性

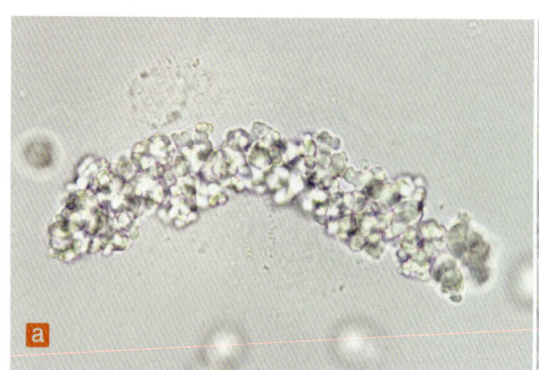

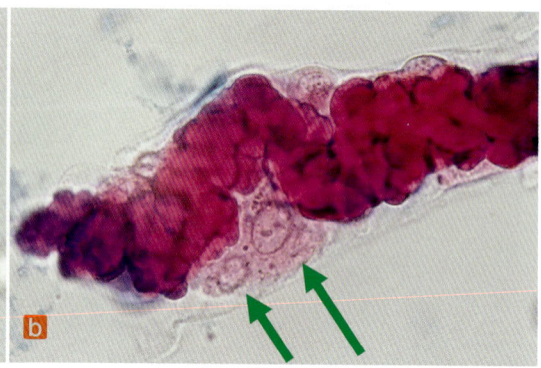

■尿定性検査

比重	1.014	蛋白	(1+)	ビリルビン	(−)	ケトン体	(−)	白血球	(−)
pH	6.0	糖	(−)	ウロビリノーゲン	正常	潜血	(1+)	亜硝酸塩	(−)

病態はどれ？

Q
1：前立腺肥大症
2：糖尿病性腎症
3：大腸癌の膀胱浸潤
4：骨髄腫腎
5：回腸導管術後

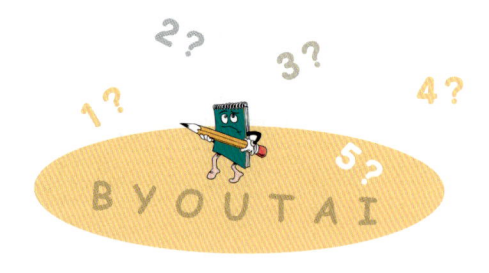

考えるポイント

Q
1　写真aの尿沈渣成分は？
2　写真bの矢印の尿沈渣成分は？
3　一般検査ではどのような確認検査が必要？
4　生化学検査ではどのような検査が必要？
5　この症例を同定するにはどのような検査が必要？

考えるポイント

A

1. ベンスジョーンズ蛋白円柱（通常，イクラ状のろう様円柱として検出される）
2. 大食細胞（透明感が強く表面構造は綿菓子状で，辺縁構造は鋸歯状で不明瞭である）
3. 試験紙法以外の尿蛋白確認検査
   ①スルホサリチル酸法（試験紙法はアルブミンとのみ反応し，グロブリンとは反応しない．一方，スルホサリチル酸法はアルブミン，グロブリンともに反応する．したがって，免疫グロブリンであるベンスジョーンズ蛋白は試験紙法とスルホサリチル酸法では乖離がみられる）
   ② Putnum 法（ベンスジョーンズ蛋白の特有な熱凝固性をみる検査法）
4. 尿蛋白電気泳動
5. 免疫電気泳動（尿・血清），骨髄穿刺

病態はどれ？

A

4：骨髄腫腎

本例は尿沈渣検査から多発性骨髄腫を疑い，診断に結びついた症例である．他院にて高カルシウム血症を指摘され，精査目的のため当院に紹介され受診した．PET 検査では悪性腫瘍を示唆する異常集積はみられず，X 線検査単純撮影においても骨に異常はみられなかった．尿沈渣検査において写真 ⓐⓑ の成分を検出し，多発性骨髄腫を疑った．その後，精査が行われ，多発性骨髄腫と診断された．多発性骨髄腫では骨髄腫腎といわれる腎障害を合併することが多く，尿沈渣中には大食細胞が円柱に封入または付着されて認められる．

症例データ

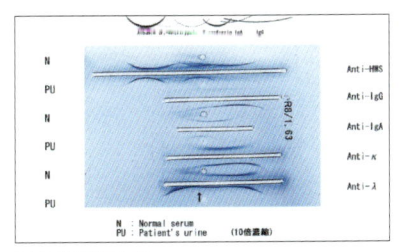

尿免疫電気泳動
ベンスジョーンズ蛋白 - λ 型 M 蛋白が認められる（↑の位置）．
抗 IgA に対してモノクローナル様変化が認められる．

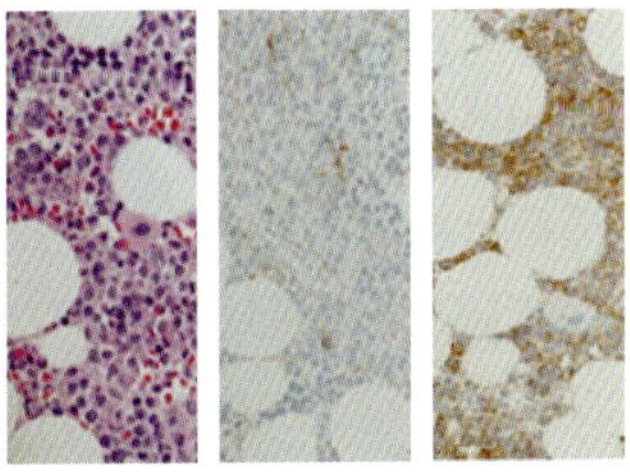

骨髄組織標本 （×40）
左：HE 染色
中：免疫染色 κ 型（−）
右：免疫染色 λ 型（＋）

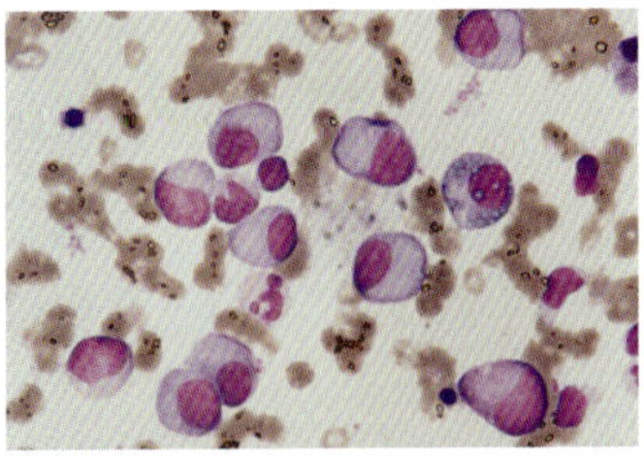

骨髄穿刺液塗抹標本
(MG 染色, ×400)
骨髄有核細胞数　$65.8 \times 10^3 / \mu l$
形質細胞　44.6％

症例② 63歳，男性

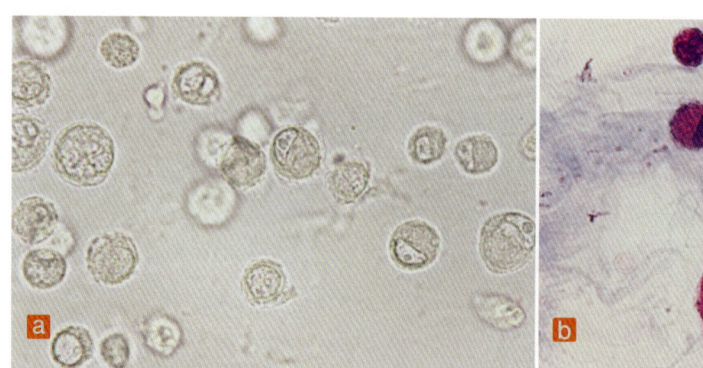

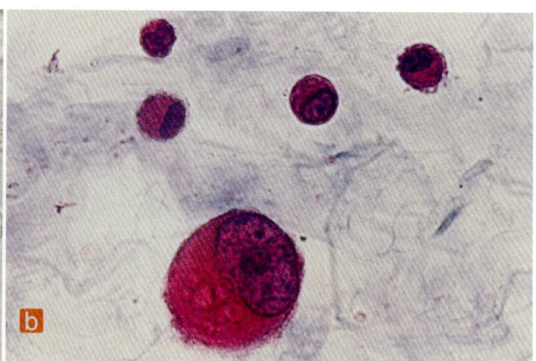

■尿定性検査

比重	1.015	蛋白	(－)	ビリルビン	(－)	ケトン体	(－)	白血球	(－)
pH	5.0	糖	(－)	ウロビリノーゲン	正常	潜血	(2+)	亜硝酸塩	(－)

病態はどれ？

Q
1：膀胱の腺癌
2：尿管の尿路上皮癌
3：慢性腎不全
4：間質性膀胱炎
5：前立腺マッサージ後

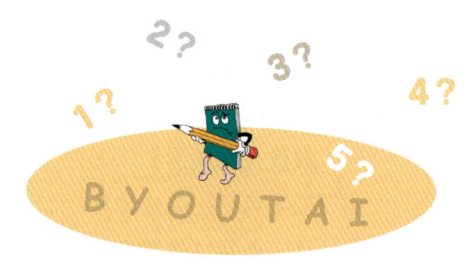

考えるポイント

Q
1　写真 a b にみられる細胞の由来（細胞系）は？
2　良性細胞？悪性細胞？
3　写真 a b にみられる細胞は？
4　どのような細胞との鑑別が必要？

考えるポイント

A

1. 腺上皮由来（写真 a の細胞は表面構造がレース網目状で淡く透明感があり，腺上皮由来が考えられる．また，核は圧迫されたように偏在し，粘液産生性が推定される）
2. 悪性細胞（写真 b の細胞は著明な核増大や核小体肥大を示しており，悪性が疑われる）
3. 腺癌細胞（印環細胞癌）
4. 尿細管上皮細胞，大食細胞，尿路上皮癌細胞

病態はどれ？

A

1：膀胱の腺癌

本例は近医にて膀胱結石の経過観察中に膀胱腫瘍が発見された症例である．精査目的で当院泌尿器科を紹介されて受診した．尿沈渣検査にて腺癌（印環細胞癌）を疑う細胞が孤立散在性に認められ，臨床医に胃癌などの転移の可能性も考えられるということを報告した．MRI 検査では膀胱腫瘍と診断され，他臓器からの転移や浸潤は否定された．最終的に，病理組織診断の結果は，膀胱原発の腺癌と診断された．

症例データ

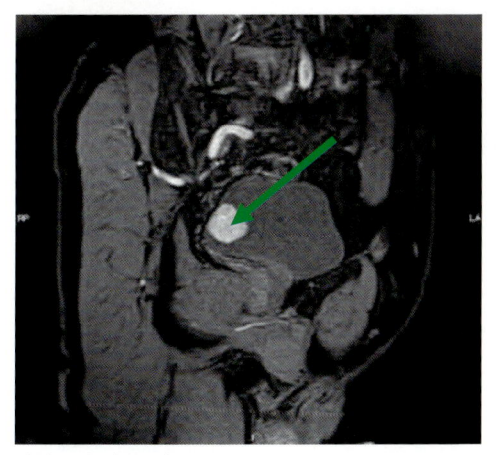

膀胱 MRI（T2WI）
[所見] 膀胱右側壁にはほぼ円形で辺縁が軽度凹凸状の腫瘤（矢印）がある．
[診断] 膀胱癌

膀胱の腺癌組織像　　　　　　　　　（HE 染色，×40）

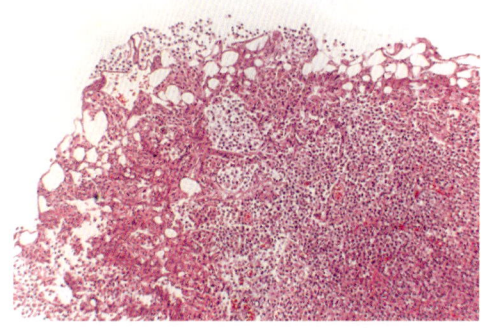

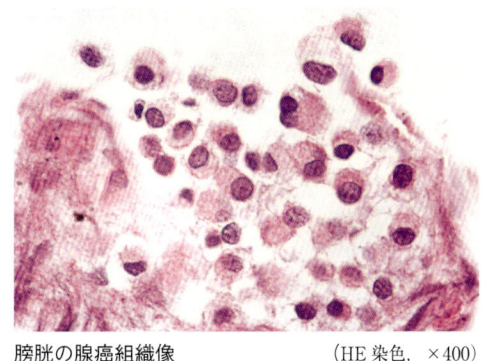

膀胱の腺癌組織像　　　　　　　　　（HE 染色，×400）
・上図の強拡大

症例③ 61歳，男性

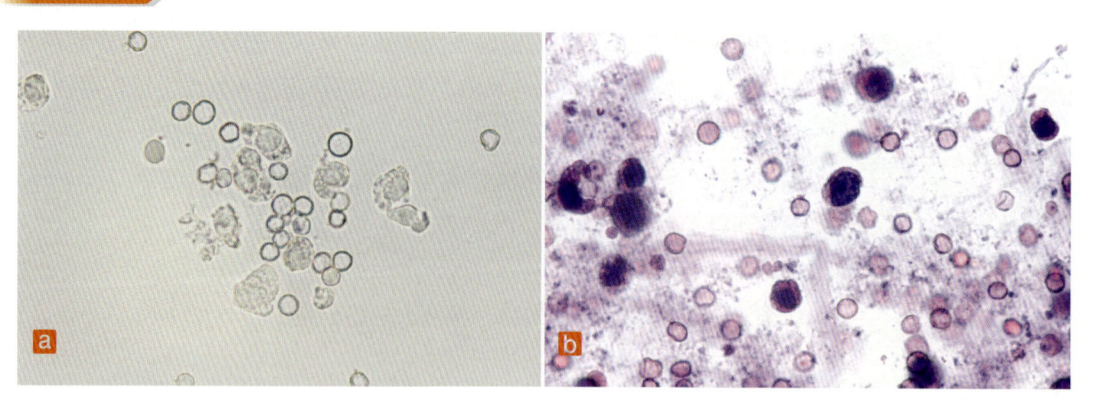

■尿定性検査

比重	1.016	蛋白	(3+)	ビリルビン	(−)	ケトン体	(−)	白血球	(2+)
pH	6.5	糖	(−)	ウロビリノーゲン	正常	潜血	(4+)	亜硝酸塩	(−)

病態はどれ？

Q
1：精囊腺炎
2：尿膜管の小細胞癌
3：腎移植後の拒絶反応
4：ヒトポリオーマウイルス感染
5：悪性リンパ腫

考えるポイント

Q
1　写真a bにみられる細胞の由来は？
2　良性細胞？悪性細胞？
3　写真a bにみられる細胞は？
4　どのような細胞との鑑別が必要？

STEP UP IV 尿沈渣所見から考える 病態は何？

考えるポイント

A
1. 由来不明（写真 **a** に示す白血球大の細胞は、辺縁構造が角状で明瞭であり、上皮系が考えられる．しかし崩壊が強く、細胞由来の推定は困難である）
2. 悪性細胞（写真 **b** に示す細胞は N/C 比大、核濃染、核形不整などを示しており、悪性が疑われる）
3. 小細胞癌細胞（神経内分泌癌細胞）
4. 腺癌細胞，尿路上皮癌細胞，悪性リンパ腫細胞，尿細管上皮細胞

病態はどれ？

A 2：尿膜管の小細胞癌

　本例は無症候性の肉眼的血尿を認め，近医を受診した症例である．膀胱鏡にて腫瘍が発見され，当院泌尿器科に紹介された．尿沈渣検査にて白血球大の小型の悪性を疑う細胞が認められたが，これらの細胞は崩壊が強く細胞由来の推定は困難であった．MRI 検査では尿膜管癌が疑われ，TUR-Biopsy（経尿道的切除術生検）による病理診断は小細胞癌（神経内分泌癌）であった．

症例データ

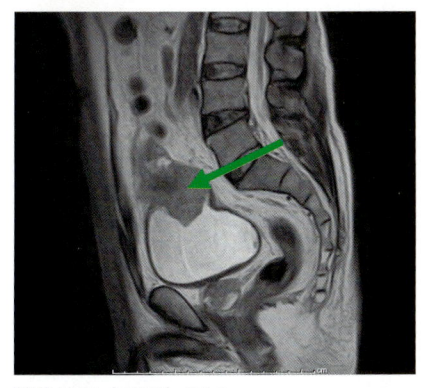

膀胱 MRI（T2WI）SAG
　［所見］膀胱底部より膀胱壁外へと突出する大きな腫瘍（矢印）がある．内部に出血がある．
　また，この腫瘍の上部と臍との間には増強効果を示す索状組織が存在する．
　［診断］尿膜管癌

尿膜管の小細胞癌組織像　　　（HE 染色，×400）

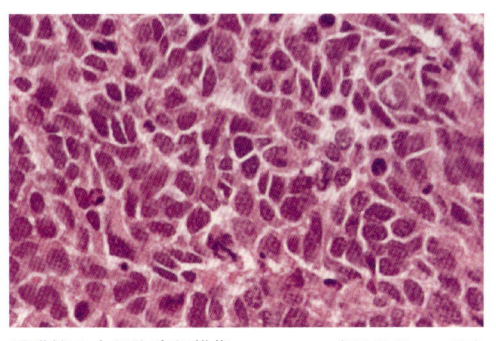

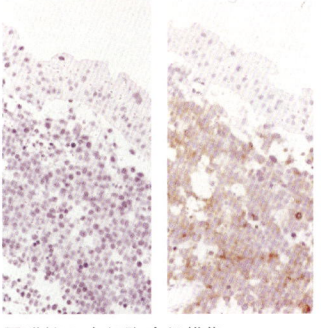

尿膜管の小細胞癌組織像　　　（免疫染色，×40）
　左：CD20（−）
　中：chromogranin（＋）
　右：synaptophysin（＋）

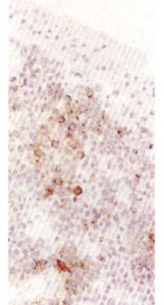

2—問題編　実践！実力 STEP UP

症例④　72歳，男性

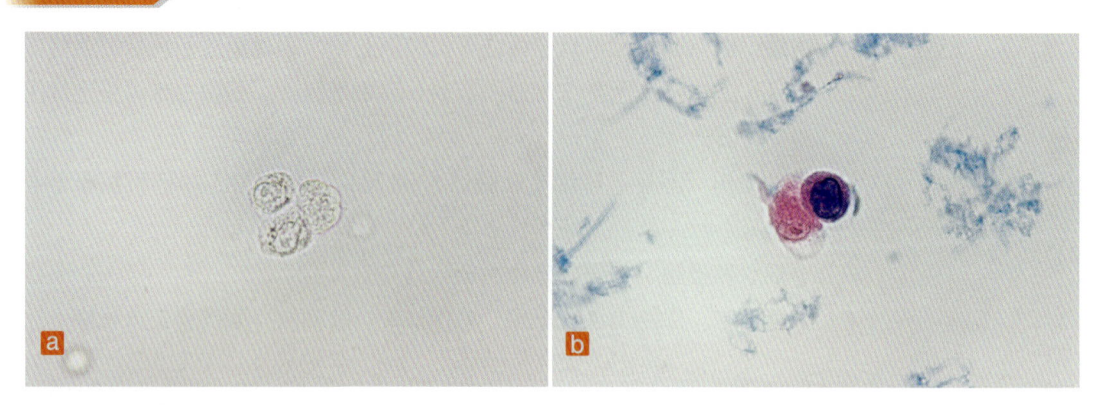

■尿定性検査

比重	1.011	蛋白	（−）	ビリルビン	（−）	ケトン体	（−）	白血球	（−）
pH	6.5	糖	（−）	ウロビリノーゲン	正常	潜血	（−）	亜硝酸塩	（−）

病態はどれ？

1：尿路結石症
2：尿路上皮癌
3：サイトメガロウイルス感染
4：慢性前立腺炎
5：悪性リンパ腫

考えるポイント

1　写真 a b にみられる細胞の由来は？
2　良性細胞？悪性細胞？
3　写真 a b にみられる細胞は？
4　どのような細胞との鑑別が必要？

考えるポイント

A
1. 尿路上皮由来（写真**a**の細胞は灰白色調であるが，表面構造は漆喰状を示している）
2. 悪性細胞（写真**b**の右側の細胞はN/C比大，クロマチン増量，核形不整を示している）
3. 尿路上皮癌細胞
4. 悪性リンパ腫細胞，小細胞癌細胞，腺癌細胞，単球

病態はどれ？

A **2：尿路上皮癌**

　本例は腎盂の尿路上皮癌で腎臓を摘出していた症例である．術後6カ月の経過観察中に尿沈渣検査で尿路上皮癌を疑う細胞を検出した．このときの尿定性検査はすべて正常で，尿沈渣検査にも赤血球や白血球はほとんど認められなかった．膀胱鏡検査により尿道前立腺部に腫瘍を認めた．

症例データ

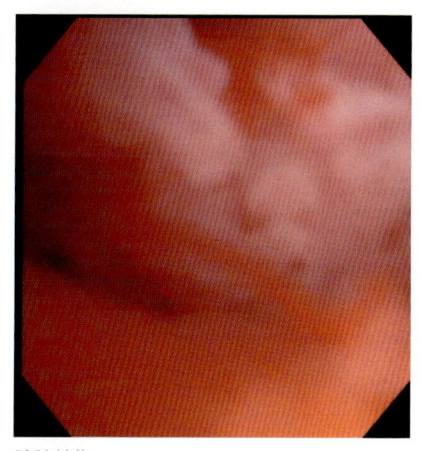

膀胱鏡像
尿道前立腺部に再発

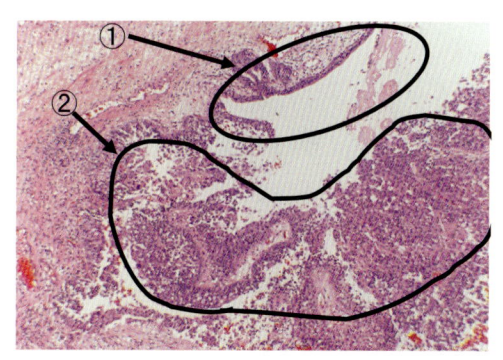

尿道前立腺部の尿路上皮癌組織像　　（HE染色，×40）
①正常な尿道の尿路上皮粘膜組織像
②尿路上皮癌組織像

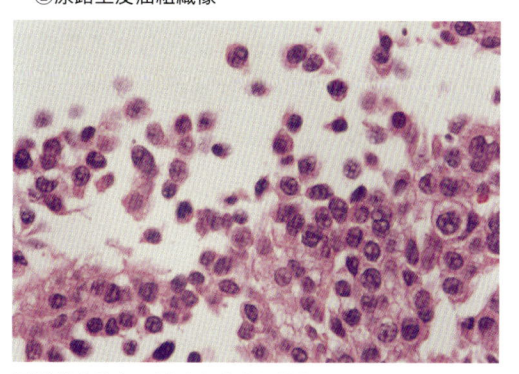

尿道前立腺部の尿路上皮癌組織像　　（HE染色，×400）
・上図の強拡大

症例⑤ 71歳，男性

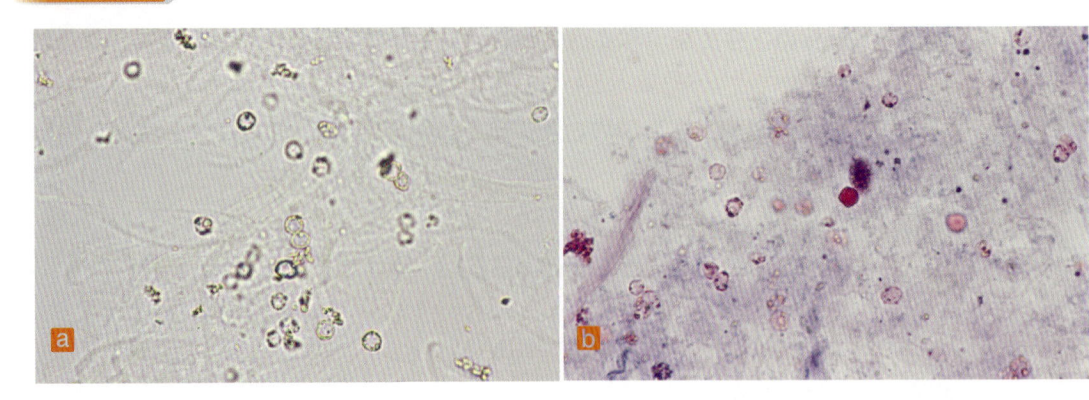

■尿定性検査

比重	1.020	蛋白	(＋−)	ビリルビン	(−)	ケトン体	(−)	白血球	(3＋)
pH	5.0	糖	(−)	ウロビリノーゲン	正常	潜血	(3＋)	亜硝酸塩	(−)

病態はどれ？

1：IgA 腎症
2：クラミジア性尿道炎
3：高尿酸血症
4：前立腺生検実施後
5：溶血性尿毒症症候群

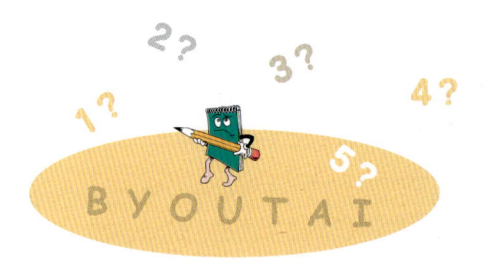

考えるポイント

1　写真 a b にみられる尿沈渣成分は？
2　同一尿沈渣中には他にどのような成分が出現する？
3　どのような成分との鑑別が必要？

考えるポイント

A
1. 前立腺生検後の赤血球（膜部顆粒成分凝集状脱ヘモグロビン赤血球）
2. 大食細胞，精子，類でんぷん小体，性腺分泌物
3. 糸球体型赤血球，尿酸塩

病態はどれ？

A

4：前立腺生検実施後

　本例は前立腺癌精査のため前立腺生検を行い，２週間後の尿沈渣検査にて写真 a b のような膜部顆粒成分凝集状脱ヘモグロビン赤血球が認められた．生検前の尿検査では潜血・赤血球数ともに（－），生検直後はヘモグロビンを有する通常の非糸球体型赤血球が多数出現していた．生検２週間後に認められた写真 a b の赤血球は，脱ヘモグロビン状で大小不同性を示し，一見，糸球体型赤血球に類似していた．しかし，多彩な形状はみられず，浸透圧の影響が単調であった．また，背景には大食細胞や類でんぷん小体などが認められ，前立腺由来が示唆された．いずれの時期も尿蛋白（－），血清クレアチニン 1.0 mg/dl 以下で赤血球円柱などの円柱類も認められず，腎疾患は否定的であった．生検６カ月後の尿検査では潜血・赤血球は消失し，大食細胞も認められなかった．

症例データ

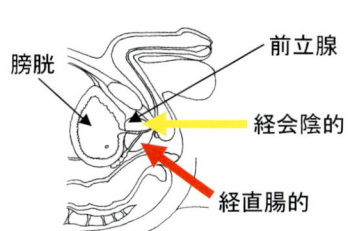

前立腺生検検査は，経直腸的・経会陰的に多数の穿刺を行うため出血を伴う．写真 a b の赤血球はこのときの出血が持続し，前立腺液などによる影響をうけ，形態変化を示したと考えられる．

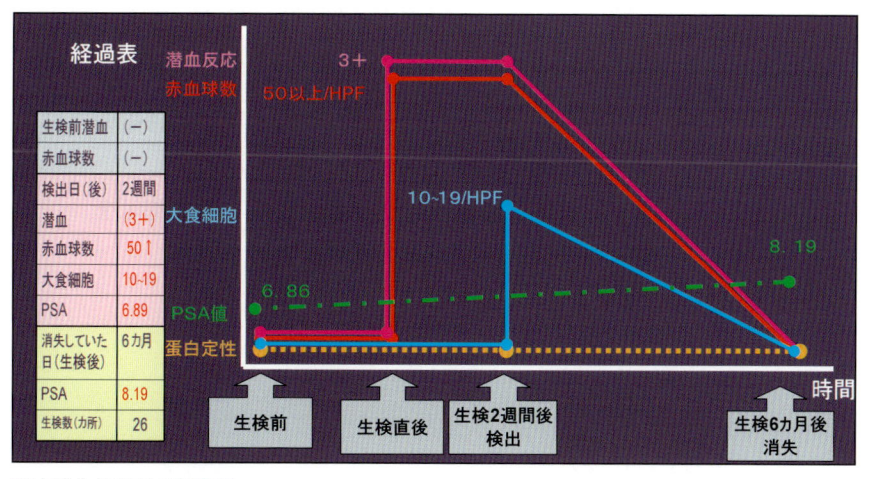

前立腺生検前後の経過表

症例⑥ 71歳，女性

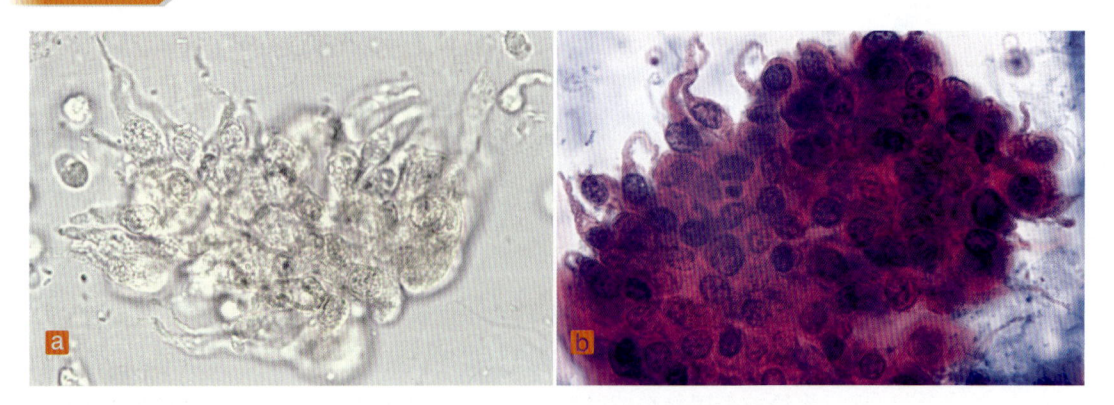

■尿定性検査

比重	1.020	蛋白	(3+)	ビリルビン	(−)	ケトン体	(−)	白血球	(2+)
pH	5.0	糖	(1+)	ウロビリノーゲン	正常	潜血	(−)	亜硝酸塩	(−)

病態はどれ？

1：神経因性膀胱に合併した膀胱炎
2：腎盂の扁平上皮癌
3：尿管の尿路上皮癌
4：大腸癌の尿路浸潤
5：薬物アレルギー性尿細管間質炎

考えるポイント

1　写真 a b にみられる集塊を構成する細胞の由来は？
2　良性細胞？悪性細胞？
3　写真 a b にみられる集塊を構成する細胞は？
4　どのような細胞との鑑別が必要？

STEP UP IV 尿沈渣所見から考える 病態は何?

考えるポイント

A
1. 尿路上皮由来（写真 **a** の集塊を構成する細胞は黄色調で，表面構造が漆喰状を示している）
2. 良性細胞（写真 **b** の集塊を構成する細胞の核は軽度の大小不同性を示すが，クロマチン増量や核形不整がなく，核間距離も揃っている）
3. 尿路上皮細胞
4. 円柱上皮細胞，腺癌細胞，尿路上皮癌細胞

病態はどれ？

A

1：神経因性膀胱に合併した膀胱炎

　本例は仙骨脊索腫瘍術後に神経因性膀胱となり，膀胱炎を合併した症例である．

　膀胱は神経支配の非常に強い臓器であり，神経間の微妙な調節によって蓄尿および排泄の機能を営んでいる．この膀胱神経支配にさまざまの原因により器質的障害を生じて，蓄尿および排尿の機能に異常を起こした状態が神経因性膀胱である．

　神経因性膀胱では，尿路感染症からしばしば難治性の膀胱炎を合併する．

症例⑦ 58歳，女性

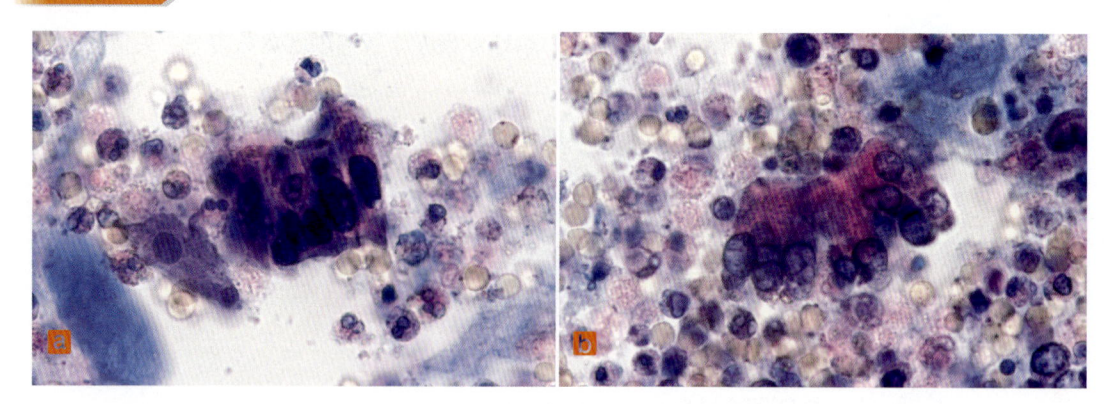

■尿定性検査

比重	1.018	蛋白	(3+)	ビリルビン	(−)	ケトン体	(−)	白血球	(3+)
pH	7.0	糖	(−)	ウロビリノーゲン	(1+)	潜血	(4+)	亜硝酸塩	(+)

病態はどれ？

Q
1：子宮内膜増殖症
2：子宮頸管ポリープ
3：尿膜管の腺癌
4：腎盂腎炎
5：放射線性尿道炎

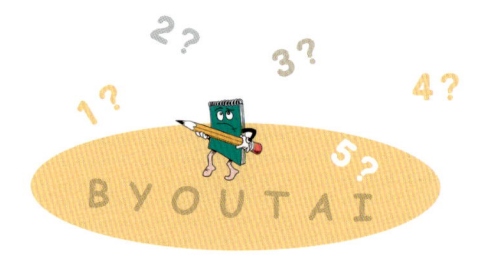

考えるポイント

Q
1　写真 a b にみられる集塊を構成する細胞の由来は？
2　良性細胞？ 悪性細胞？
3　写真 a b にみられる集塊を構成する細胞は？
4　どのような細胞との鑑別が必要？

考えるポイント

A
1. 腺上皮由来（写真 **a b** の集塊を構成する細胞は，ともに円柱状で柵状配列を示している）
2. 悪性細胞（写真 **a b** ともに核配列の不規則性を示し，写真 **b** では濃染した核が目立ち，クロマチン増量が示唆される）
3. 腺癌細胞（高分化型）
4. 子宮頸部円柱上皮細胞，尿道円柱上皮細胞，尿路上皮細胞

病態はどれ？

A 3：尿膜管の腺癌

　本例は尿沈渣検査にて高分化型腺癌を疑う細胞集塊を検出し，背景に白血球，細菌，食物残渣を認めたことから，まず大腸癌の尿路浸潤を疑った．しかし，再提出された検体では食物残渣がみられず，初回で検出された食物残渣は混入したものと考えられた．MRI 検査では尿膜管腫瘍と診断された．また，TUR-Bt（経尿道的膀胱腫瘍切除術）の病理組織診断では，腫瘍細胞が不規則な腺管状または乳頭状に増殖しており，尿膜管癌か大腸癌の膀胱進展が考えられた．その後，腫瘍摘出術が行われ，尿膜管の腺癌と診断された．

症例データ

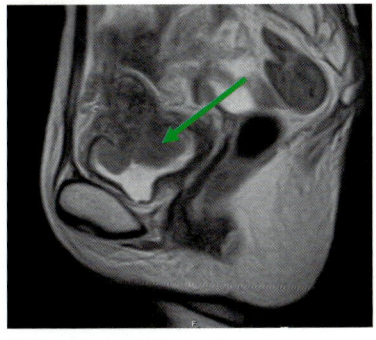

膀胱 MRI（T2WI）SAG
［所見］膀胱頂部から内腔に突出する辺縁分葉状の腫瘍（矢印）があり，外側では膀胱壁を貫き前上方に進展している．腫瘤の頭側で前側への浸潤があり，腹膜に達していると考えられる．
［診断］膀胱腫瘍は頭側に連続しており尿膜管腫瘍と考えられる．腹膜浸潤疑い．

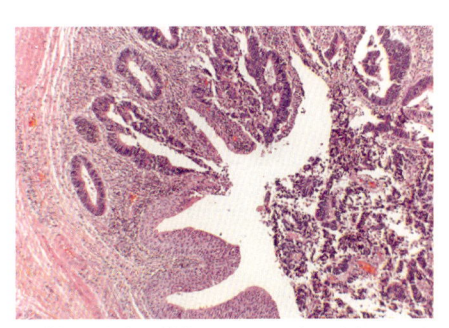

尿膜管の腺癌組織像　　（HE 染色，×40）

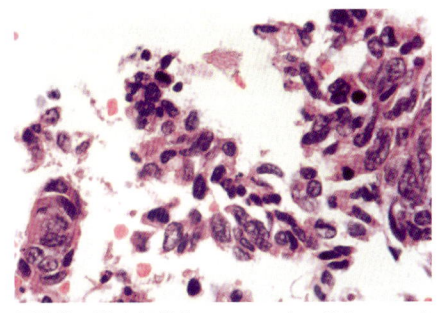

尿膜管の腺癌組織像　　（HE 染色，×400）
・上図の強拡大

症例⑧ 61歳，男性

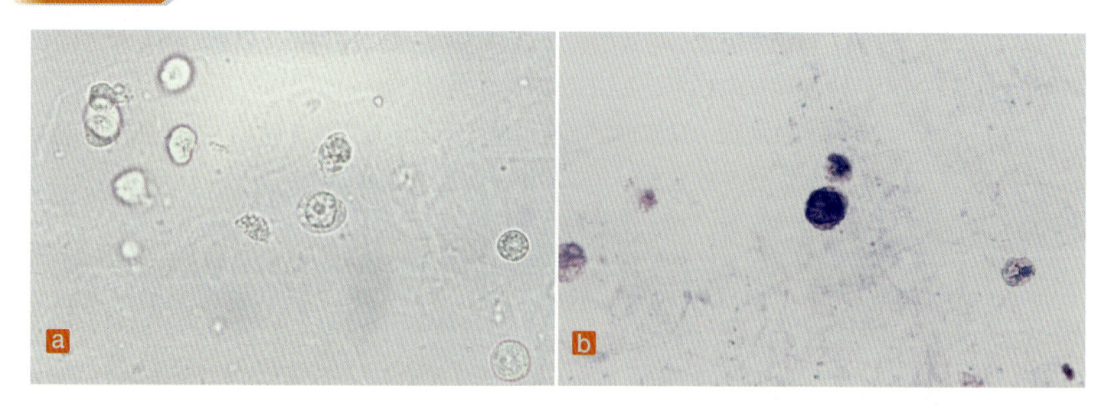

■尿定性検査

比重	1.009	蛋白	(−)	ビリルビン	(−)	ケトン体	(−)	白血球	(1+)
pH	5.0	糖	(−)	ウロビリノーゲン	正常	潜血	(−)	亜硝酸塩	(−)

病態はどれ？

1：サイトメガロウイルス感染
2：薬剤性腎炎
3：尿路結石症
4：慢性膀胱炎
5：悪性リンパ腫

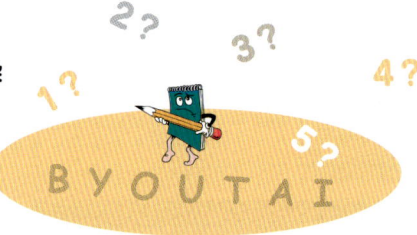

考えるポイント

1 写真 a b の中央にみられる細胞の由来は？
2 良性細胞？悪性細胞？
3 写真 a b の中央にみられる細胞は？
4 どのような細胞との鑑別が必要？

考えるポイント

A
1. リンパ球由来（写真 a b の中央にみられる細胞は孤立散在性で，表面構造は均質状を示し，辺縁構造は明瞭な曲線状である）
2. 悪性細胞（写真 a b の中央にみられる細胞はともに N/C 比大で核小体肥大を示し，写真 b ではクロマチン増量が認められる）
3. 悪性リンパ腫細胞
4. 腺癌細胞，核内封入体細胞（サイトメガロウイルス感染疑い），リンパ球，尿細管上皮細胞

病態はどれ？

A
5：悪性リンパ腫

　本例は悪性リンパ腫の加療中で，肝臓・脾臓などの臓器浸潤は認められなかった．しかし，尿沈渣検査にて写真 a b に示す悪性を疑う細胞が検出され，直ちに主治医に連絡した．上下腹部ＣＴ造影が行われ，前回と比較したところ，右腎門部に境界不明瞭な腫瘤を認め，右腎実質の造影は不均一になっていることから，悪性リンパ腫の右腎門部浸潤と診断された．

症例データ

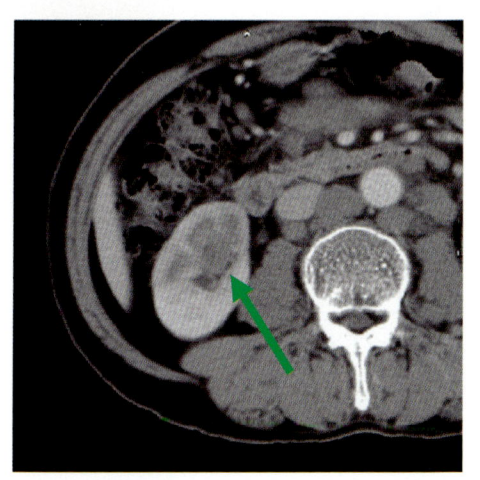

腎臓 CT 造影画像
　［所見］右腎の染まりが不均一である．腫瘤による腎動静脈の圧排によるものと考えられる．また，腎洞部には，腫瘤様の構造物（矢印）があり，腎門リンパ節と思われる．
　［診断］悪性リンパ腫浸潤による腎門リンパ節腫大および多発性リンパ節腫大を認める．

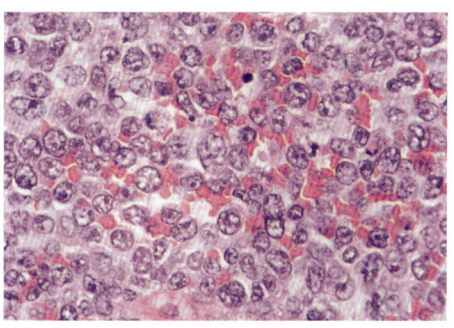

リンパ節の悪性リンパ腫組織像（HE 染色，×400）

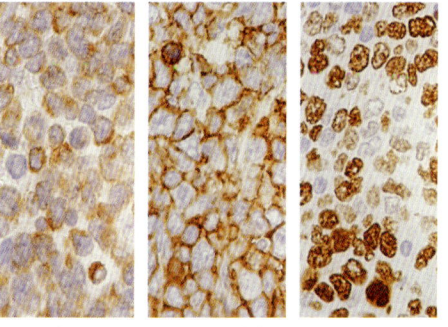

リンパ節の悪性リンパ腫組織像（免疫染色，×400）
　左：bcl-2（＋）　中：CD20（＋）　右：ki67（＋）

症例⑨ 42歳, 女性

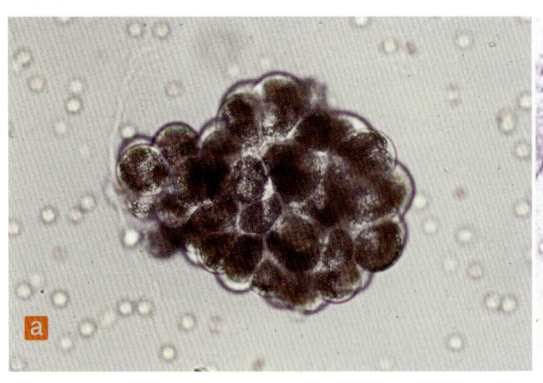

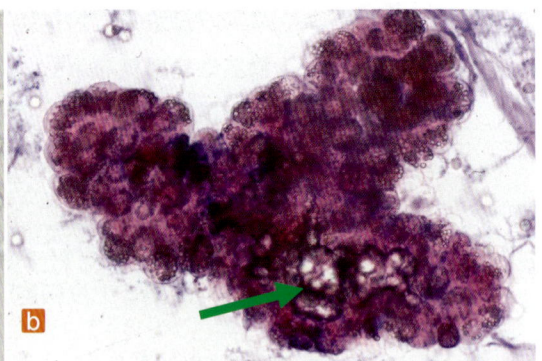

■尿定性検査

比重	1.005	蛋白	(－)	ビリルビン	(－)	ケトン体	(－)	白血球	(－)
pH	6.5	糖	(－)	ウロビリノーゲン	正常	潜血	(3+)	亜硝酸塩	(－)

病態はどれ？

1：膀胱癌に対するBCG注入療法
2：ネフローゼ症候群
3：乳頭状腎細胞癌
4：マラコプラキア
5：慢性膀胱炎

考えるポイント

1　写真 a b にみられる集塊を構成する細胞の由来は？
2　良性細胞？悪性細胞？また，写真 b の矢印の成分は？
3　写真 a b にみられる集塊を構成する細胞は？
4　どのような細胞との鑑別が必要？

考えるポイント

A

1. 腺上皮由来（写真 a b の集塊はともに強い上皮性結合を示し，大量の脂肪顆粒を認める）
2. 悪性細胞（写真 a b の集塊はともに著明な重積性を示し，強く悪性が疑われる．また，集塊を構成する細胞は大きく，脂肪化が著しいことから第一に腎細胞癌が考えられる．さらに写真 b では矢印に石灰化小体を認め，組織型は乳頭状腺癌が推定される）
3. 腺癌細胞（乳頭状腎細胞癌）
4. その他の腺癌細胞（膀胱の腺癌，大腸癌，子宮体癌など），卵円形脂肪体，大食細胞

病態はどれ？

A

3：乳頭状腎細胞癌

本例は健診で尿潜血陽性を指摘され，他院で精査を受けたが原因が特定できず，当院泌尿器科を受診した．尿沈渣検査にて腎細胞癌を疑う細胞集塊を認め，直ちにその旨を臨床医に報告した．その後精査が行われ，CT検査で左腎腫瘍と診断された．

症例データ

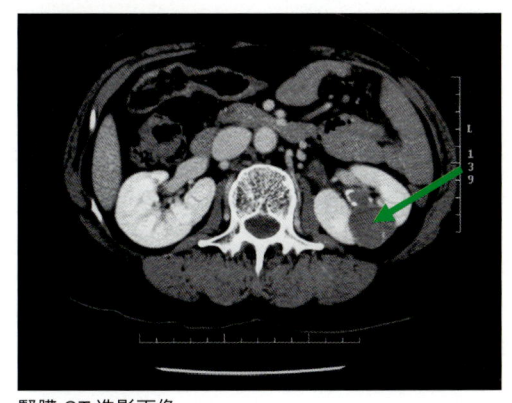

腎臓 CT 造影画像
　[所見] 左腎に造形効果の乏しい腫瘍（矢印）と診断される．
　[診断] 腎細胞癌

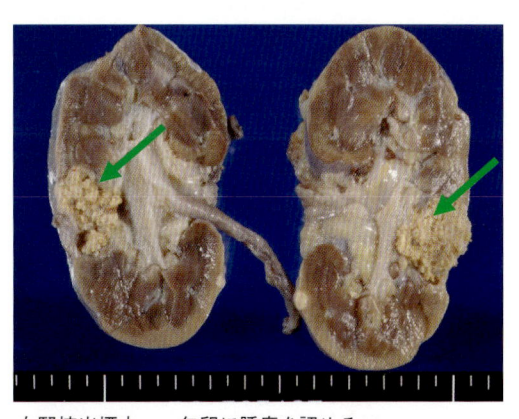

左腎摘出標本　・矢印に腫瘍を認める．

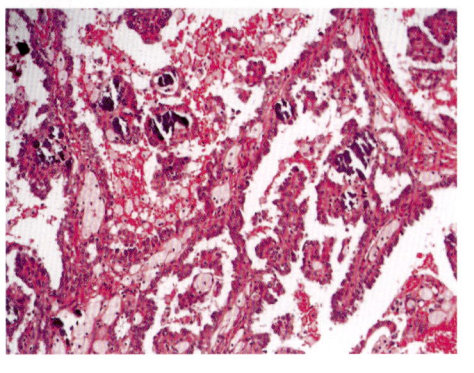

腎臓の乳頭状腎細胞癌組織像
（HE 染色，×40）

症例⑩ 74歳，女性

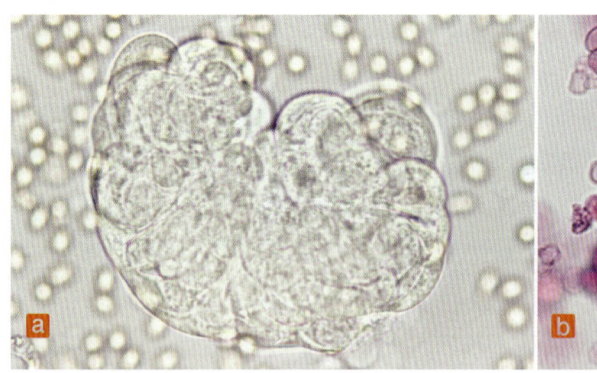

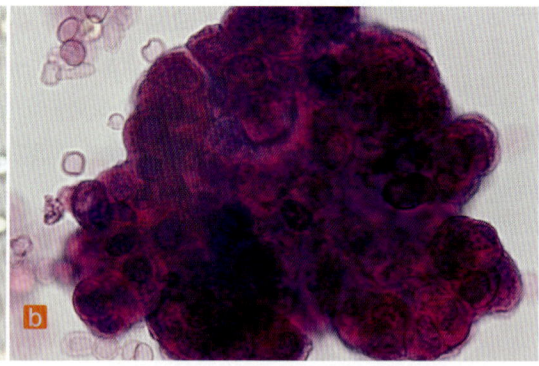

■尿定性検査

比重	1.012	蛋白	(+−)	ビリルビン	(−)	ケトン体	(−)	白血球	(−)
pH	5.0	糖	(−)	ウロビリノーゲン	正常	潜血	(3+)	亜硝酸塩	(−)

病態はどれ？

1：腎硬化症
2：膀胱の尿路上皮癌
3：腎細胞癌
4：ダブルJ尿管カテーテル留置
5：婦人科内診後

考えるポイント

1 写真 a b にみられる集塊を構成する細胞の由来は？
2 良性細胞？悪性細胞？
3 写真 a b にみられる集塊を構成する細胞は？
4 どのような細胞との鑑別が必要？

STEP UP Ⅳ 尿沈渣所見から考える 病態は何？

考えるポイント

A
1. 尿路上皮由来（写真 **a** に示す細胞集塊は乳頭状で辺縁構造が明瞭である．また，細胞境界はやや不明瞭であるが，結合性が強く黄色調で透明感が弱いことから尿路上皮由来が考えられる）
2. 良性細胞（写真 **b** に示す集塊を構成する細胞は，核が小さく大小不同性もなく，核間距離がそろっていることから，良性細胞と判定される）
3. 尿路上皮細胞
4. 尿路上皮癌細胞，腺癌細胞，尿細管上皮細胞

病態はどれ？

A 4：ダブルJ尿管カテーテル留置

　本例は直腸癌で腹腔リンパ節転移，多発肺転移がみられ，化学療法が行われていた症例である．水腎症があり，腎機能異常増悪のため尿管にダブルJ尿管カテーテルが留置されていた．カテーテル留置例の尿沈渣中には，尿路上皮細胞集塊の出現頻度が高い．

症例データ

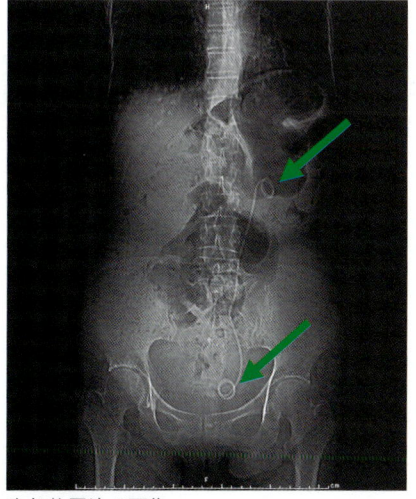

腹部位置決め画像
　左尿管にはダブルJカテーテルが留置され，両端が丸まっている（矢印上部は腎盂内，矢印下部は膀胱内）．

症例⑪ 60歳，女性

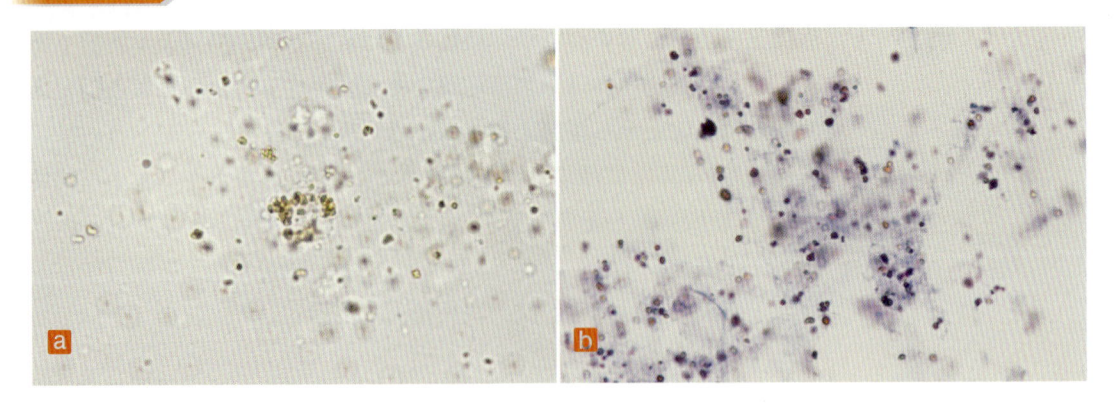

■尿定性検査

比重	1.007	蛋白	(−)	ビリルビン	(−)	ケトン体	(−)	白血球	(−)
pH	5.0	糖	(−)	ウロビリノーゲン	正常	潜血	(1+)	亜硝酸塩	(−)

病態はどれ？

Q
1：尿道炎
2：大動脈弁機械弁置換後の尿細管障害
3：閉塞性黄疸
4：前立腺マッサージ後
5：痛風腎

考えるポイント

Q
1　写真 a b にみられる尿沈渣成分は？
2　同一尿沈渣中には他にどのような成分が出現しやすい？
3　写真 a b に認められる成分の証明法は？
4　どのような成分との鑑別が必要？
5　写真 a b の成分が検出された場合は，他にどのような疾患を考える？

考えるポイント

A
1. ヘモジデリン顆粒
2. 尿細管上皮細胞，ヘモジデリン円柱
3. ベルリンブルー染色（鉄染色）
4. 尿酸塩，球菌，性腺分泌物
5. 発作性夜間血色素尿症，不適合輸血，広範囲の火傷

病態はどれ？

A
2：大動脈弁機械弁置換後の尿細管障害

　本例は8年前に心臓弁膜症にて大動脈弁機械弁置換手術を受けていた症例である．大動脈弁機械弁置換手術後では機械弁によって慢性的な赤血球破壊が起こりやすく，血中に遊離ヘモグロビンが増加する．

　遊離ヘモグロビンは糸球体を通過して，主に尿細管上皮細胞内に取り込まれる．その後，遊離ヘモグロビンは分解されて遊離・残存したヘム蛋白と細胞内にあるフェリチンとが重合し，ヘモジデリンが生成される．遊離ヘモグロビンおよびヘム蛋白は細胞毒性が強く，尿中ヘモジデリンの存在は尿細管に障害を伴っていることが示唆される．尿中ヘモジデリンは尿細管上皮細胞内，円柱内，尿細管上皮細胞の破片内で認められ，とくに円柱内に存在した場合はヘモジデリン円柱，尿細管上皮細胞の破片内に存在した場合はヘモジデリン顆粒として区別されている．

症例データ

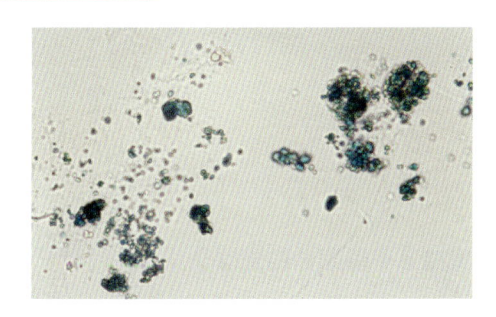

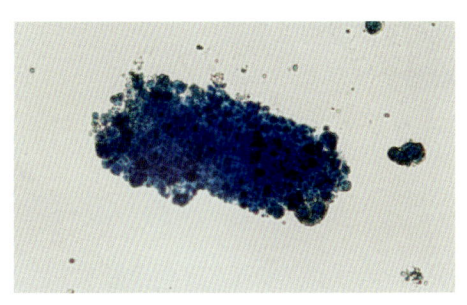

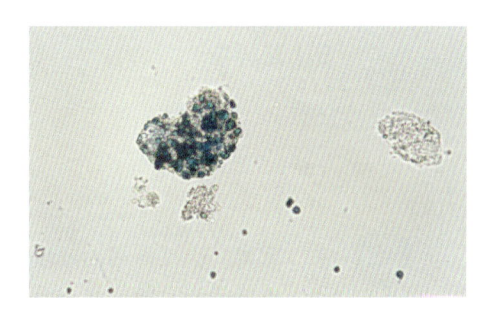

左上：ヘモジデリン顆粒
右上：ヘモジデリン顆粒を含有した尿細管上皮細胞
左下：ヘモジデリン円柱

（すべてベルリンブルー染色，×400）

症例⑫ 46歳，女性

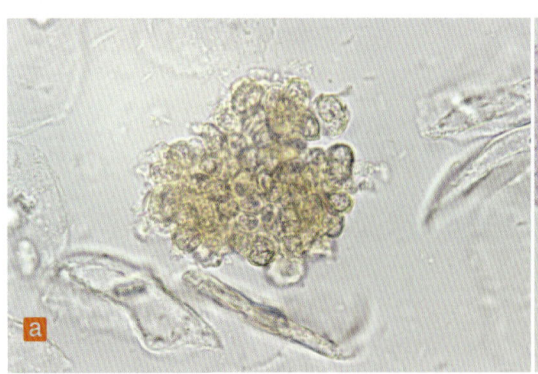

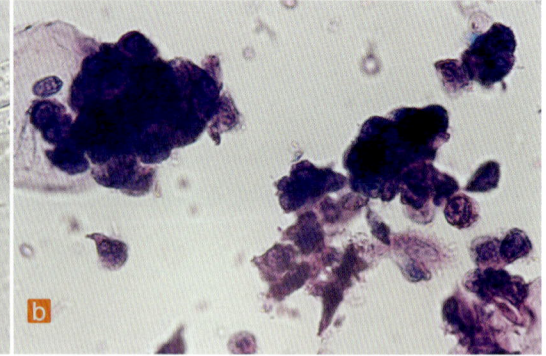

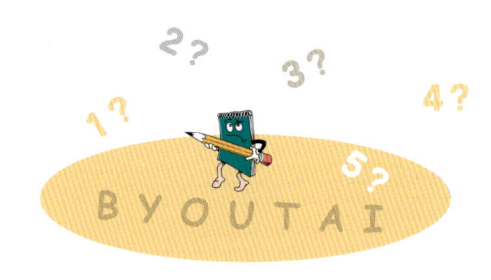

■尿定性検査

比重	1.002	蛋白	(−)	ビリルビン	(−)	ケトン体	(−)	白血球	(1+)
pH	6.5	糖	(−)	ウロビリノーゲン	正常	潜血	(2+)	亜硝酸塩	(−)

病態はどれ？

Q
1：膀胱炎
2：急性尿細管壊死
3：膀胱洗浄後
4：尿道炎
5：月経中

考えるポイント

Q
1 写真ⓐⓑにみられる集塊を構成する細胞の由来は？
2 良性細胞？悪性細胞？
3 写真ⓐⓑにみられる集塊を構成する細胞は？
4 どのような細胞との鑑別が必要？

考えるポイント

A

1. 子宮内膜由来（写真 a の集塊を構成する細胞は黄色調で角状を示すものが認められ，一見尿路上皮細胞に類似する．しかし，細胞質の表面構造は微細顆粒状で透明感が強く，細胞境界が不明瞭で辺縁構造も薄く不明瞭である．また，背景に扁平上皮細胞が認められ，年齢，性別などから子宮内膜由来の細胞が考えられる）
2. 良性細胞（写真 a b ともに軽度の核の大小不同性を示しているが，クロマチンの増量がみられない）
3. 子宮内膜細胞
4. 尿路上皮細胞，尿路上皮癌細胞，腺癌細胞，単球・大食細胞，尿細管上皮細胞

病態はどれ？

A

5：月経中

　本例は月経 5 日目の症例である．月経期の尿中には子宮内膜細胞，扁平上皮細胞，赤血球などが多数混入しやすい．したがって，月経期の尿検査は避けるべきである．やむをえず尿検査が必要な場合は導尿，または清拭後の採尿や中間尿を用いることが原則と考える．しかし，患者が臨床医に月経中であることを知らせていないために，通常の採尿法での尿検査が実施されていることが多い．

　子宮内膜細胞は子宮内膜上皮細胞と間質細胞からなる．月経期に尿中に混入してみられる子宮内膜細胞は，子宮内膜上皮細胞と間質細胞とが一塊の細胞集塊として出現しやすく，両者を鑑別することは困難なことが多い．

症例データ

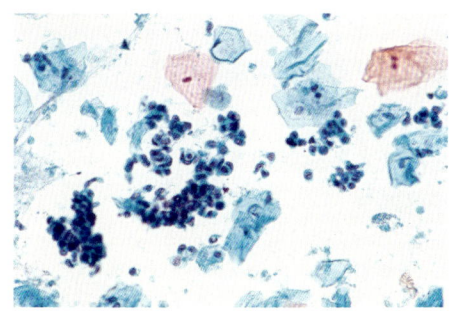

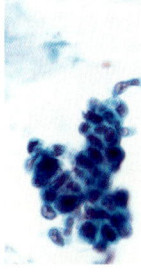

子宮内膜細胞　　　　　　　　　（Pap 染色，×200） 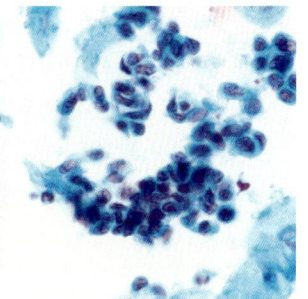　子宮内膜細胞　　　　　　　　　（Pap 染色，×400）
・左図の強拡大

症例⑬ 77歳，男性

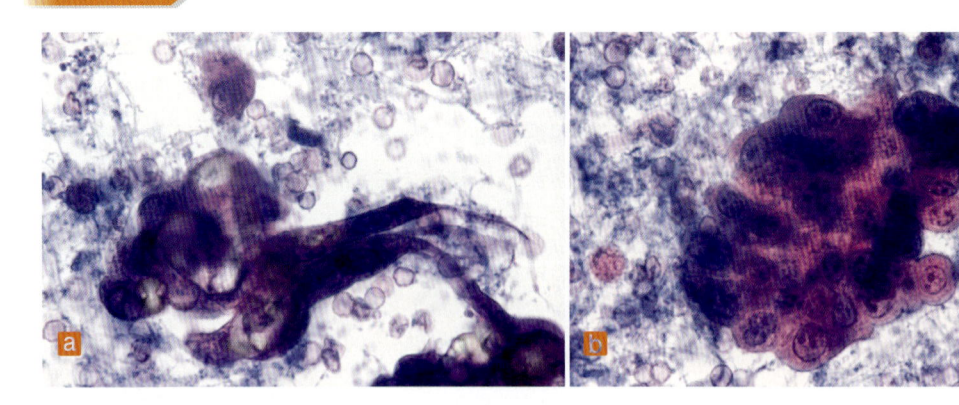

■尿定性検査

比重	1.014	蛋白	(1+)	ビリルビン	(−)	ケトン体	(−)	白血球	(1+)
pH	5.0	糖	(−)	ウロビリノーゲン	正常	潜血	(3+)	亜硝酸塩	(−)

病態はどれ？

Q
1：尿路結石症
2：尿細管間質炎
3：膀胱の尿路上皮癌
4：腎盂の扁平上皮癌
5：前立腺癌

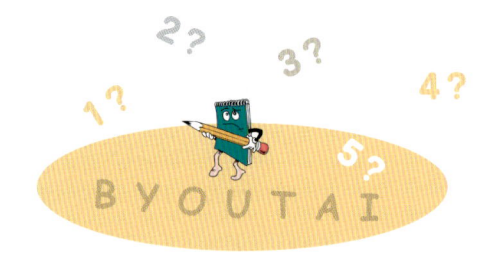

考えるポイント

Q
1　写真 a b にみられる集塊を構成する細胞の由来は？
2　良性細胞？悪性細胞？
3　写真 a b にみられる集塊を構成する細胞は？
4　どのような細胞との鑑別が必要？

考えるポイント

A

1. 尿路上皮由来（写真 **b** の集塊を構成する細胞は表面構造が漆喰状で，辺縁構造は角状または類円形で明瞭であり，尿路上皮由来と判定される．また写真 **a** のシュウ酸カルシウム結晶が付着した集塊を構成する細胞の中にも，写真 **b** と同様の特徴を示す細胞が認められ，尿路上皮由来と判定される）
2. 良性細胞（写真 **a b** とも集塊を構成する細胞の中には核増大，核小体肥大および増加を示すものが認められるが，いずれも軽度であり，クロマチン増量がみられないことから，良性と判定される）
3. 尿路上皮細胞
4. 尿路上皮癌細胞，尿細管上皮細胞，腺癌細胞

病態はどれ？

A

1：尿路結石症

　本例は10日前に左側腹部痛があり，約3mm大の結石を自排していた症例である．以前より右腎奇形を指摘されており，左腎は水腎症を起こしていた．尿沈渣検査にて写真 **a b** に示す尿路上皮細胞集塊を認め，CT検査では左腎および腎盂，膀胱に結石が観察された．尿路結石症では結石の機械的損傷によって尿路上皮細胞集塊が高頻度に出現し，しばしばシュウ酸カルシウムや尿酸などの結晶の付着がみられる．また，結石の機械的刺激によって，尿路上皮細胞が反応性変化を示し，核増大，核小体の肥大および増加を認めることがあり，悪性細胞との鑑別が必要となる．

症例データ

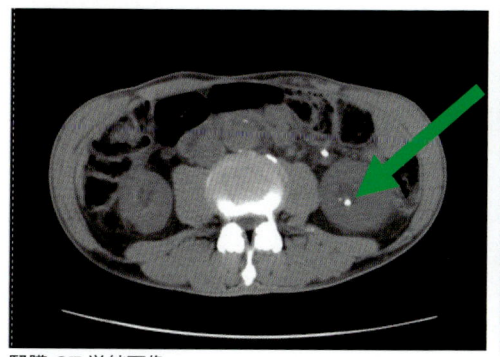

腎臓CT単純画像
　左腎，腎盂に数個の結石（矢印）がみられる．

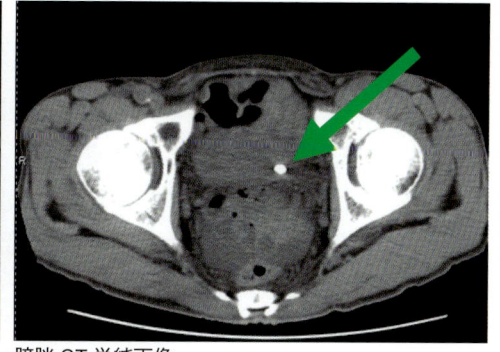

膀胱CT単純画像
　膀胱に7mmの結石（矢印）がみられる．

症例⑭ 72歳，男性

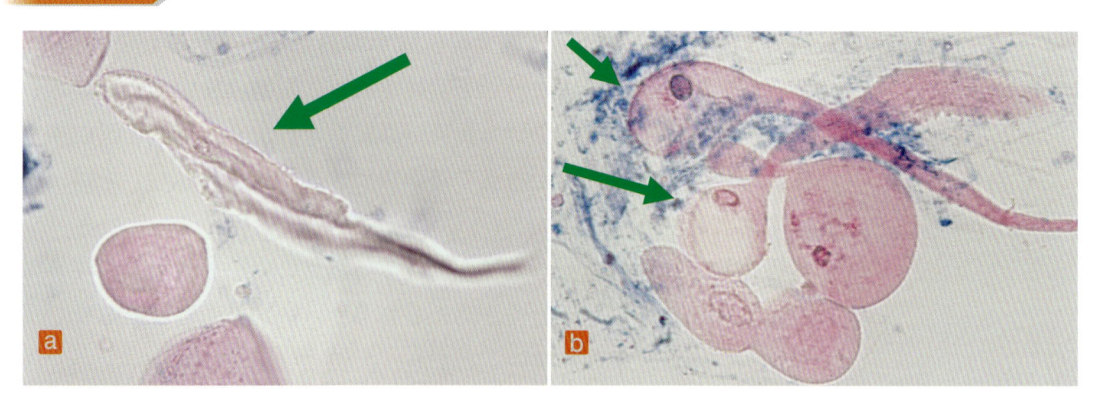

■尿定性検査

比重	1.018	蛋白	(−)	ビリルビン	(−)	ケトン体	(−)	白血球	(1+)
pH	6.0	糖	(−)	ウロビリノーゲン	正常	潜血	(−)	亜硝酸塩	(−)

病態はどれ？

1：ヒトパピローマウイルス感染
2：亀頭部の扁平上皮癌
3：水腎症
4：トリコモナス原虫感染
5：前立腺癌のホルモン療法中

考えるポイント

1　写真 a b の矢印に示す細胞の由来は？
2　良性細胞？悪性細胞？
3　写真 a b の矢印に示す細胞は？
4　どのような細胞との鑑別が必要？

考えるポイント

A

1. 扁平上皮由来（写真 a b の矢印に示す細胞は表面構造が均質状で，辺縁構造は曲線状で明瞭である）
2. 良性細胞（写真 a b の矢印に示す細胞は奇妙な形状を示すが，染色性は不良または不染性で，角化傾向がみられず核も小さい）
3. 扁平上皮細胞
4. 扁平上皮癌細胞，尿細管上皮細胞

病態はどれ？

A

5：前立腺癌のホルモン療法中

本例は3年前に前立腺癌の多発骨転移と診断され，ホルモン療法中の症例である．前立腺癌は男性ホルモン（精巣性：テストステロン，副腎性：アンドロステンジオン）に刺激されて増殖することが多い．そこで男性ホルモンの分泌を抑制する方法（LH-RH アゴニスト剤注射による内科的去勢術法，両側精巣を摘出する外科的去勢術法，女性ホルモン剤投与法）や男性ホルモンが前立腺に作用するのを阻害する方法（抗男性ホルモン剤投与法）が，前立腺癌のホルモン療法である．本例はホルモン剤が不応となり，女性ホルモン剤投与にて経過観察中である．女性ホルモン剤は正常の重層扁平上皮の成長をも刺激し，尿中にはオタマジャクシ状やヘビ状などの奇妙な形状を示す扁平上皮細胞が多く出現するようになる．

症例⑮　62歳，男性

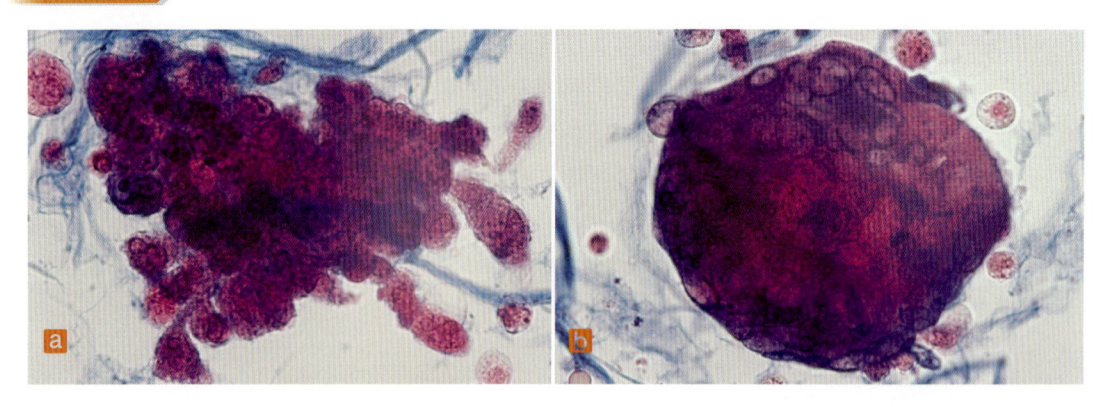

■尿定性検査

比重	1.009	蛋白	(−)	ビリルビン	(−)	ケトン体	(−)	白血球	(1+)
pH	6.5	糖	(−)	ウロビリノーゲン	正常	潜血	(−)	亜硝酸塩	(−)

病態はどれ？

1：BCG膀胱腔内注入療法中
2：原発不明の腺癌
3：膀胱の浸潤性尿路上皮癌
4：急性腎不全
5：トリコモナス尿道炎

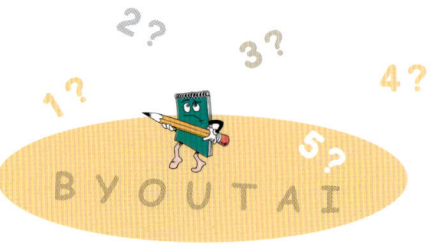

考えるポイント

1　写真 a b にみられる細胞の由来は？
2　良性細胞？悪性細胞？
3　写真 a b にみられる細胞は？
4　どのような細胞との鑑別が必要？

考えるポイント

A

1 単球・大食細胞由来（写真 a の集塊を構成する細胞は，表面構造は綿菓子状，辺縁構造は鋸歯状で不明瞭であり，結合性がみられない．また，写真 b の大型多核を示す細胞は，辺縁構造が一部角状で明瞭であり，一見尿路上皮細胞に類似するが，表面構造は綿菓子状で透明感が強い）

2 良性細胞（写真 a b の細胞はともに核の大小不同性や種々な核形を示しているが，クロマチンの増量がみられない）

3 単球・大食細胞

4 尿路上皮細胞，尿路上皮癌細胞，円柱上皮細胞，尿細管上皮細胞

病態はどれ？

A

1：BCG 膀胱腔内注入療法中

本例は膀胱癌再発にて TUR-Bt（経尿道的膀胱腫瘍切除術）を施行後，BCG 膀胱腔内注入療法を行っていた症例である．

BCG 膀胱腔内注入療法は，弱毒化した結核菌を膀胱腔内に注入し，炎症反応を誘発させ単球・大食細胞の腫瘍組織への浸潤を介して腫瘍細胞を傷害する治療法である．したがって，尿中には多数の単球・大食細胞がみられ，孤立散在性に限らず集塊状に出現したり，大型多核化したものも出現する．

症例⑯ 67歳，男性

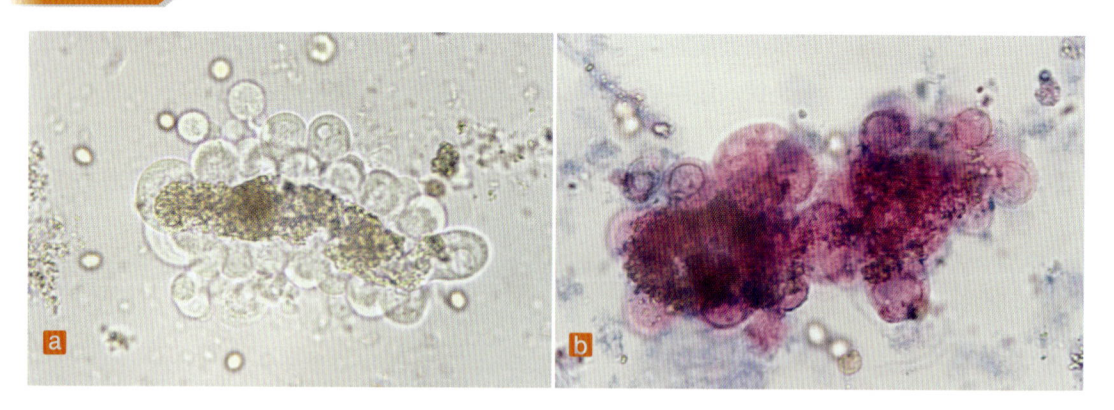

■尿定性検査

比重	1.007	蛋白	（＋−）	ビリルビン	（−）	ケトン体	（−）	白血球	（2＋）
pH	8.0	糖	（＋−）	ウロビリノーゲン	正常	潜血	（3＋）	亜硝酸塩	（−）

病態はどれ？

Q
1：大腸癌の膀胱浸潤
2：膀胱カテーテル挿入
3：前立腺癌
4：急性腎不全
5：膀胱の乳頭腫

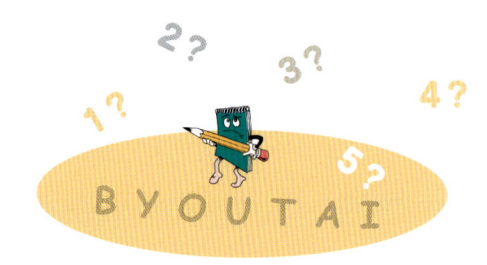

考えるポイント

Q
1　写真 a b にみられる集塊を構成する細胞の由来は？
2　良性細胞？悪性細胞？
3　写真 a b にみられる集塊を構成する細胞は？
4　どのような細胞との鑑別が必要？

考えるポイント

A

1. 尿細管上皮由来（写真aの集塊を構成する細胞は細胞質に透明感があり，塩類円柱を取り囲むように認められる）
2. 良性細胞（写真bの集塊を構成する細胞は核がやや大きいが，クロマチンの増量，核形不整は認められない）
3. 尿細管上皮細胞
4. 腺癌細胞，尿路上皮癌細胞，大食細胞

病態はどれ？

A

4：急性腎不全

本例は喉頭癌により下咽頭喉頭全摘出術が行われていた症例である．術後の回復が遅延し，経管栄養で栄養管理を行い，水分摂取量は低下していた．

口渇と気力の低下がみられ，血液・尿検査が実施された．尿沈渣中には写真abの細胞集塊が認められ，生化学検査では尿素窒素 104mg/dl，クレアチニン 7.65mg/dl，補正カルシウム 15.1mg/dl と異常高値を示し，悪性腫瘍による高カルシウム血症に脱水傾向が加わり急性腎不全が惹起されたと考えられた．

写真abの集塊を構成する尿細管上皮細胞は，修復機転に伴う再生性変化が示唆され，急性腎不全は数日前に発症していた可能性が高い．尿細管の再生能力はあるものの，尿細管障害が持続しているため，写真abのような尿細管上皮細胞集塊が出現したものと考えられる．

また写真aでは，塩類円柱を取り囲むように細胞集塊が認められ，塩類の析出による尿細管腔の閉塞も示唆される．これらの尿細管上皮細胞集塊は重篤な尿細管障害に伴って出現することが多く，尿細管障害の重症度の指標になるものと期待されている．

症例⑰ 70歳，女性

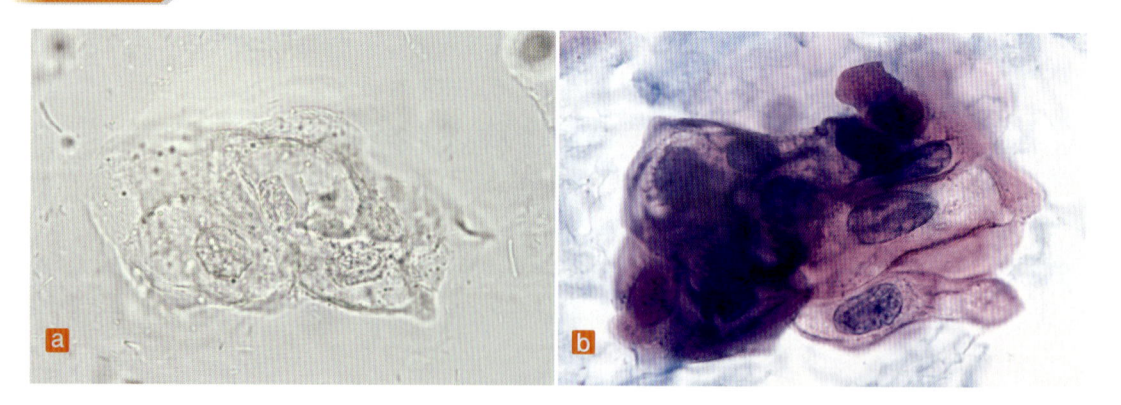

■尿定性検査

比重	1.016	蛋白	(−)	ビリルビン	(−)	ケトン体	(−)	白血球	(1+)
pH	6.5	糖	(−)	ウロビリノーゲン	正常	潜血	(1+)	亜硝酸塩	(−)

病態はどれ？

- 1：膀胱の尿路上皮癌
- 2：子宮頸部の扁平上皮癌
- 3：エストロゲン分泌低下
- 4：トリコモナス膣炎
- 5：ヒトパピローマウイルス（HPV）感染

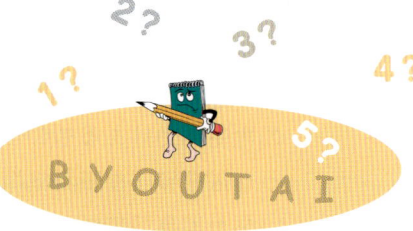

考えるポイント

1. 写真 a b にみられる細胞の由来は？
2. 良性細胞？悪性細胞？
3. 写真 a b にみられる細胞は？
4. どのような細胞との鑑別が必要？

考えるポイント

A

1. 扁平上皮由来（写真 a b の細胞はともに表面構造が顆粒成分不規則分布状で，辺縁構造はしわ状・ひだ状を示している）
2. 良性細胞（写真 a b の細胞はともに核はやや大きいが，核周囲の細胞質が広く抜けている．このような細胞はコイロサイトといわれ，HPV 感染によって認められる）
3. コイロサイト
4. 扁平上皮癌細胞

病態はどれ？

A

5：ヒトパピローマウイルス（HPV）感染

　本例は卵巣嚢腫・子宮筋腫にて，卵巣・子宮摘出後，婦人科健診の細胞診で class Ⅲ であったため，当院にて無治療経過観察を行っていた症例である．尿沈渣中より写真 a b の細胞が認められ，HPV 感染疑いとして報告した．

　HPV は性感染症や子宮頸癌に関与しているといわれ，DNA のタイピングにより 100 種類ぐらいのサブタイプが分離されている．このうち発癌性のある高リスク型はタイプ 16・18・31・33・35，良性腫瘍の尖圭コンジロームはタイプ 6・11 などがあげられている．

　このウイルスに感染すると，核異型を伴う扁平上皮細胞が出現し，なかにはコイロサイトとよばれる核周囲の空洞化した扁平上皮細胞がみられる．また，核増大や核濃染を示すことがあり，扁平上皮癌細胞との鑑別が重要になる．

　一般に HPV 感染の同定には，①細胞学的同定，② HPV 抗原の同定，③ HPV-DNA または RNA の同定，④ HPV に対する血中抗体の同定などがある．本症例では①のみで，②〜④は行っていない．

症例データ

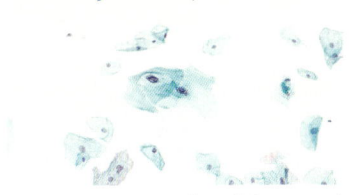

コイロサイト　　　（Pap 染色，×100）

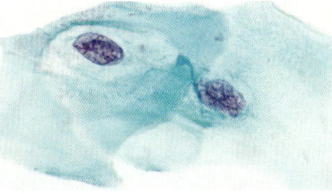

コイロサイト　　　（Pap 染色，×400）
・左図の強拡大

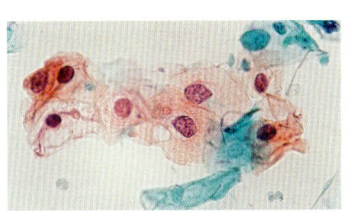

（Pap 染色，×400）
扁平上皮細胞（軽度異形成）
　HPV 感染では，コイロサイトとともに核異型を伴う扁平上皮細胞が出現する．

参考文献

【書 籍】

1) 八木靖二:カラー版ポケットマニュアル尿沈渣(福井 巌・石川雄一監). 第2版, 医歯薬出版, 2016.
2) 臨床医マニュアル編集委員会編:臨床医マニュアル. 第5版, 医歯薬出版, 2016.
3) 藤田尚男, 藤田恒夫:標準組織学総論. 第5版, 医学書院, 2015.
4) 芝紀代子, 川良徳弘編:目で見る臨床検査. メジカルビュー社, 2014.
5) 医療情報科学研究所編:病気がみえる vol.8 腎・泌尿器. 医療情報科学研究所, 2014.
6) 尿沈渣教本編集委員会編:臨床病理レビュー特集第149号尿沈渣検査教本 From 2013. 臨床病理刊行会, 2013.
7) 日本泌尿器学会, 日本病理学会, 日本医学放射線学会編:腎盂・尿管・膀胱癌取扱い規約. 金原出版, 2011.
8) 日本泌尿器学会, 日本病理学会, 日本医学放射線学会編:腎癌取扱い規約. 第4版, 金原出版, 2011.
9) 水口國雄編:Medical Technology 別冊 最新染色法のすべて. 医歯薬出版, 2011.
10) 日本泌尿器学会, 日本病理学会, 日本医学放射線学会編:前立腺癌取扱い規約. 第4版, 金原出版, 2010.
11) 藤田尚男, 藤田恒夫:標準組織学各論. 第4版, 医学書院, 2010.
12) 尿沈渣検査法編集委員会編:尿沈渣検査法 2010. 日本臨床衛生検査技師会, 2010.
13) 八木靖二, 鈴木 恵, 他:ポケットマニュアル尿沈渣. 医歯薬出版, 2001.
14) 油野友二, 伊藤機一編:Medical Technology 別冊 尿沈渣検査症例アトラス. 医歯薬出版, 2000.
15) 八木靖二, 都竹正文:尿中細胞アトラス(伊藤機一 監). 第2版, 医歯薬出版, 1998.
16) Yagi, S., Hirata, M., Itou, K.:Color Atlas of Urinary Cytology. Ishiyaku—EuroAmerica Inc., St. Louis USA & Tokyo Japan, 1992.
17) 八木靖二, 平田守男:尿中細胞アトラス(伊藤機一 監). 医歯薬出版, 1987.

【原著・研究論文】

1) Levin, A., Stevens, P.E., et al.:KDIGO clinical practice guideline for evaluation and management of CKD. Kidney Int., Supple, 2013.
2) 上東野誉司美, 八木靖二, 他:前立腺生検後の尿中に出現する特有な形態を示す赤血球の検討. 医学検査, 61(1):9〜13, 2012.
3) 奥村恵美, 八木靖二, 他:尿細胞診が陰性を示した尿沈渣中悪性細胞の形態学的特徴. 医学検査, 60(5):704〜708, 2011.
4) Marugame, T., et al.:Cancer incidence and incidence rates in Japan in 2000. Estimates based on data from 11 population based cancer registries. *Jpn. J. Clin. Oncology*, 36:668〜675, 2006.
5) 大石ひとみ, 八木靖二, 他:Sternheimer 染色による尿沈渣成分の長期保存法について. 医学検査, 49(10):1407〜1411, 2000.

【総説・解説】

1) 上東野誉司美, 八木靖二, 他:前立腺生検後の尿中に認められる特殊赤血球. 検査と技術, 40(3):243〜245, 2012.
2) 八木靖二, 他:—これから必要な見方・考え方— 3. 尿中異型細胞をどのように報告するか. *Medical Technology*, 39(9):897〜903, 2011.
3) 八木靖二, 他:尿沈渣における扁平上皮由来異型細胞の鑑別. *Medical Technology*, 38(2):175〜180, 2010.
4) 八木靖二, 他:4. 異型細胞の鑑別ポイント—崩壊所見を示す異型細胞検出の重要性—. 臨床病理レビュー特集 第140号, 臨床検査 Yearbook 2008 一般検査編, 51〜54, 臨床病理刊行会, 2007.

あ と が き

　初版の発刊から11年の歳月が過ぎた．この間，2010年には尿沈渣標準法の改訂版「尿沈渣検査法2010」(GP1-P4) が発刊され，尿沈渣成分の分類法や報告法などが一部改訂されている．とくに，尿中赤血球の分類法が均一赤血球・変形赤血球から非糸球体型赤血球・糸球体型赤血球に改訂され，形態の判定基準も詳細に提示されている．

　そこで，増刷にあたり，均一赤血球は非糸球体型赤血球に，変形赤血球は糸球体型赤血球に変更した．また，糸球体型赤血球の形態名も，コブ・ドーナツ状はコブ・ドーナツ状不均一に，標的状は標的・ドーナツ状不均一に変更した．

　ただし，「尿沈渣検査法2010」(GP1-P4) と異なり，悪性細胞を異型細胞には変更していない．その理由として，尿中の悪性細胞は必ずしも異型性を示して出現するとはかぎらないからである．一方，炎症や結石症，ウイルス感染などの良性病変であっても異型性の強い細胞が出現することがある．したがって，異型細胞イコール悪性細胞ではなく，悪性細胞を異型細胞に置き換えてはならないと考える．両者の鑑別については本書を熟読いただき，その鑑別法を修得していただきたい．

　本書は増刷にあたり一部を変更しているが，尿沈渣の鑑別向上にお役に立つことを願う．

2017年9月

【著者】

八木　靖二
　　シーメンスヘルスケア・ダイアグノスティクス株式会社

友田　美穂子
　　がん研究会有明病院　臨床検査センター　検体検査部

上東野　誉司美
　　がん研究会有明病院　臨床検査センター　検体検査部

奥村　恵美
　　日本鋼管病院　医療技術部臨床検査科

実力 STEP UP
問題形式による　尿沈渣の鑑別　　ISBN978-4-263-22166-2
2008年 5月10日　第1版第1刷発行
2022年 3月25日　第1版第3刷発行

　　　　　　　　　　　　　　　　編　者　八木　靖二
　　　　　　　　　　　　　　　　発行者　白石　泰夫
　　　　　　　　　　　発行所　医歯薬出版株式会社
　　　　　　　〒113-8612　東京都文京区本駒込1-7-10
　　　　　　　TEL．（03）5395-7620（編集）・7616（販売）
　　　　　　　FAX．（03）5395-7603（編集）・8563（販売）
　　　　　　　　　　　　　　http://www.ishiyaku.co.jp/
　　　　　　　　　　　郵便振替番号　00190-5-13816

　乱丁，落丁の際はお取り替えいたします．　　印刷・永和印刷／製本・愛千製本所
　　　　　　　　　Ⓒ Ishiyaku Publishers, Inc., 2008. Printed in Japan

本書の複製権・翻訳権・翻案権・上映権・譲渡権・貸与権・公衆送信権（送信可能化権を含む）・口述権は，医歯薬出版（株）が保有します．
本書を無断で複製する行為（コピー，スキャン，デジタルデータ化など）は，「私的使用のための複製」などの著作権法上の限られた例外を除き禁じられています．また私的使用に該当する場合であっても，請負業者等の第三者に依頼し上記の行為を行うことは違法となります．

JCOPY ＜出版者著作権管理機構　委託出版物＞
本書をコピーやスキャン等により複製される場合は，そのつど事前に出版者著作権管理機構（電話03-5244-5088，FAX 03-5244-5089，e-mail：info@jcopy.or.jp）の許諾を得てください．